T.37
22

FONCTIONS DE LA VEINE-PORTE

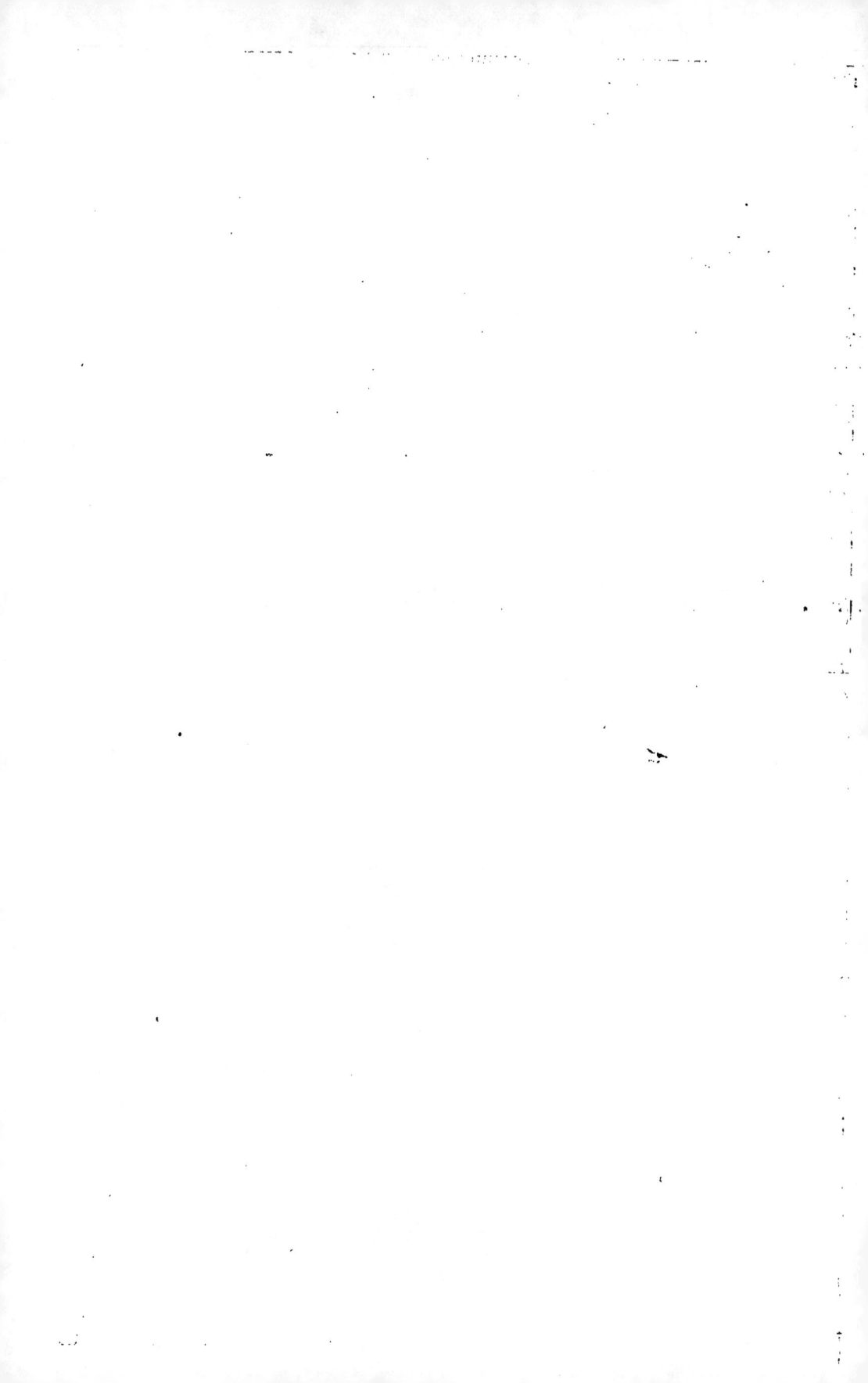

FONCTIONS

DE

LA VEINE-PORTE

PAR

LE Dᴿ ORÉ

professeur de physiologie à l'École de Médecine de Bordeaux, chirurgien adjoint
de l'hôpital Saint-Audre de la même ville.

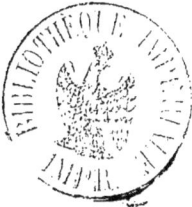

BORDEAUX

G. GOUNOUILHOU, IMPRIMEUR DE LA SOCIÉTÉ DES SCIENCES PHYSIQUES ET NATURELLES

ancien hôtel de l'Archevêché, entrée rue Gouiaude, 11

1861

FONCTIONS

DE

LA VEINE-PORTE[1]

Les fonctions de la veine-porte se lient à quatre ordres de faits physiologiques distincts :

1° L'absorption de certains produits de la digestion ;
2° La sécrétion de la bile ;
3° La fonction glycogénique du foie ;
4° La nutrition de cet organe.

CHAPITRE Ier.

QUEL EST LE RÔLE DE LA VEINE-PORTE DANS L'ABSORPTION DES PRODUITS DE LA DIGESTION ?

Avant de répondre à cette question, il est nécessaire de rappeler succinctement comment on divise les substances alimentaires et quels sont les produits auxquels elles donnent naissance sous l'influence de la digestion.

On divise les substances alimentaires en trois groupes : 1° les matières féculentes ; 2° les matières albuminoïdes ; 3° les matières grasses. Introduites dans les voies digestives, ces diverses substan-

[1] Mémoire auquel l'Académie des Sciences, Belles-Lettres et Arts de Bordeaux a accordé une médaille d'or.

ces se trouvent bientôt en présence du mucus buccal, de la salive, du suc gastrique, de la bile, des sucs pancréatique et intestinal, et se transforment : les matières féculentes, en glycose; les albuminoïdes, en albuminose, et les matières grasses en chyle. C'est sous ces trois états que l'absorption les introduit dans l'économie.

Cela établi, il faut déterminer quelles sont les voies que ces matières suivent pour jouer leur rôle dans l'organisme.

Les anciens ne connaissant pas les vaisseaux lymphatiques, accordaient aux veines seules la propriété d'absorption. Aussi lit-on dans Hippocrate : « Les veines de l'intestin, où le boire et le manger sont amassés, lorsque ces substances seront échauffées, attirent la partie la plus claire et la plus fluide ([1]). »

Erasistrate est beaucoup plus explicite encore : « Les aliments élaborés par la trituration stomacale sont absorbés par les radicules de la veine-porte, qui les déversent dans le foie. Là, le liquide alimentaire se divise en deux parties, dont l'une fournit les matériaux de la sécrétion de la bile, et l'autre se transforme en sang; aussi le foie est-il l'organe essentiel de l'hématose. »

Mais de tous les auteurs de l'antiquité, Galien est celui qui a le mieux déterminé le rôle des veines mésaraïques et de la veine-porte dans l'absorption. Il est même curieux de voir la doctrine de cet homme de génie, tour à tour renversée et réédifiée pendant quatorze siècles, trouver aujourd'hui sa confirmation dans les recherches modernes de la physiologie expérimentale.

« La masse alimentaire, dit Galien, après avoir subi l'élaboration qui la transforme en chyme, élaboration qui commence à l'estomac et finit au cœcum, cette masse devenue le *suc*, doit aller au foie. Ce passage s'effectue par l'intermédiaire des veines mésaraïques, vaisseaux particuliers dont l'ensemble occupe toute l'étendue de l'intestin grêle et la portion cœcale du gros intestin. *Ces veines jouissent au plus haut degré de la faculté attractive ou absorbante.* »

Cette absorption se fait suivant certaines lois que Galien formule ainsi :

1° Elle est d'autant plus active qu'elle se fait dans un point où les vaisseaux sont en plus grand nombre; aussi est-elle plus considérable dans les parties supérieures de l'intestin grêle et a-t-elle

---

([1]) *De principiis aut carnibus* (Hippocr., *Oper.*, t. I, p. 119).

son maximum de densité au jejunum. Là encore l'activité de l'absorption est favorisée par une circonstance particulière, le mélange de la bile avec le chyle.

2° L'absorption est d'autant plus rapide que le trajet de l'intestin au foie est plus court, d'où encore la rapidité de l'absorption à la partie supérieure de l'intestin grêle.

3° L'énergie de l'absorption dépend aussi de l'abondance et de la qualité de la masse alimentaire.

4° De l'état de vacuité et de plénitude du foie : plénitude, absorption lente; vacuité, absorption rapide.

5° Des besoins plus ou moins vifs de l'économie : plus vifs, absorption plus grande; moins vifs, absorption moindre; d'où il suit que la faculté absorbante sera d'autant plus développée que le sentiment de la faim sera plus énergique.

Les veines mésaraïques ne sont pas seulement les agents d'absorption et de transport; Galien leur attribue encore une puissance d'élaboration. *De telle sorte que depuis l'origine de ces veines dans l'intestin jusqu'à leur réunion pour former le tronc de la veine-porte, et aussi dans tout le trajet de la veine-porte au foie, le suc continue à se perfectionner.*

Avant d'arriver au foie, les veines mésaraïques se réunissent en un seul tronc : la veine-porte, qui va s'enfoncer dans le parenchyme hépatique et s'y divise, dès son entrée, en une foule de vaisseaux et ramuscules qui se perdent dans la substance de l'organe; le but de cette disposition singulière est, suivant Galien, de ralentir le cours du suc alimentaire auquel le foie doit faire subir une élaboration importante, et de multiplier les points de contact de la surface élaborante avec la substance à élaborer. Le résultat de cette élaboration merveilleuse doit finalement transformer le liquide alimentaire en un liquide divin, le sang. Cette transformation définitive se fait dans le parenchyme du foie [1].

Cette théorie de Galien, que j'ai rapportée assez longuement afin de mieux faire ressortir les points de contact qu'elle présente avec la doctrine physiologique actuelle, a dominé dans la science jusqu'au moment où Gaspard Aselli découvrit les vaisseaux lactés, aux-

[1] *Union Médicale*, t. IX, p. 505 et 506; *Histoire de la Médecine*, par M. Andral.

quels il attribua la propriété d'absorber le chyle, c'est-à-dire jusqu'en l'année 1622 ([1]). Ces vaisseaux lactés, niés d'abord par Harvey, furent vus par Wormius ([2]), par Fabrice de Hilden ([3]), et par Veslhing ([4]), qui les aperçut sur le mésentère d'un supplicié, et donna une description des chylifères de l'homme.

Déjà en 1563, Eustachi avait démontré l'existence du canal thoracique, mais Aselli n'avait pas saisi le rapport qui existait entre ce dernier et les vaisseaux lactés. Ce fut seulement en 1649 que Pecquet ([5]) fit voir que ce réservoir lombaire, le canal thoracique et les vaisseaux lactés, constituaient un même système de vaisseaux par l'intermédiaire desquels le chyle était porté dans la veine sous-clavière gauche.

Ces découvertes portèrent une première atteinte à la doctrine de Galien sur l'absorption des veines mésaraïques, que de nouvelles recherches semblèrent renverser complétement.

En 1651, Rudbeck avait aperçu dans diverses parties du bassin des vaisseaux pellucides et noueux auxquels il donna le nom de séreux, et que Thomas Bartholin désigna sous celui de lymphatiques. Mais aucun d'eux n'avait pensé que ces lymphatiques eussent des connexions intimes avec les vaisseaux chylifères. C'est à Guillaume Hunter que revient l'honneur de les avoir montrés et d'avoir établi que les vaisseaux lactés d'Aselli, le réservoir de Pecquet, le canal thoracique et enfin ces lymphatiques formaient un seul tout, un seul et même système. Plus tard, J. Munter et Cruiskand, ses élèves, achevèrent l'œuvre commencée par leur maître.

Le système lymphatique une fois connu, les veines furent entièrement dépossédées de la propriété d'absorber, et dès lors la doctrine de Galien fut abandonnée.

Mais bientôt la réaction arriva, et les expériences de Magendie, de Fodéva, de Magnus, de Mateucci leur rendirent cette prérogative dont elles avaient été momentanément privées. Ces physiologistes s'attachèrent surtout à déterminer la part de chaque ordre de vais-

[1] *De lactibus sive lacteis venis.* In-4°, 1627.
[2] *Epistolæ,* p. 443, in-8°, 1670.
[3] Haller, *Bibliotheca anatomica,* t. I, p. 296.
[4] *Syntagma anatomicum,* tab. VIII, fig. 1, in-8°.
[5] *Experimenta nova anatomica quibus incognitum lactenus chyli receptaculum, et ab eo vasa lactea deteguintur.* In-12; Paris, 1651.

seaux dans les phénomènes de l'absorption. Je ne les suivrai pas dans les détails de leurs expériences si intéressantes, parce que je dois me borner surtout, afin de rester dans les limites de mon sujet, à étudier le rôle de la veine-porte.

De tous les physiologistes modernes, M. Bérard est le premier qui ait professé que les produits de la digestion passent principalement par les veines mésaraïques.

« Pour démontrer péremptoirement cette opinion, dit le savant professeur de la Faculté de médecine de Paris, il faudrait reconnaître dans les veines mésaraïques les principes nutritifs puisés dans l'intestin ; mais leur analogie avec les principes immédiats du sang rend peut-être le problème insoluble pour la chimie organique actuelle (¹). »

Les faits sur lesquels repose cette opinion ont néanmoins une valeur incontestable. En effet, si l'on ne peut distinguer dans les veines mésaraïques les produits azotés qui auraient passé de l'intestin dans les veines, on y rencontre certains principes non azotés. Or, si ces principes organiques utiles, quoique non azotés, entrent directement dans le sang, toute la matière nutritive ne passe pas dans les chylifères. En effet, Tiedman et Gmelin, ayant nourri un chien pendant neuf jours de pommes de terre et de beurre fondu, trouvèrent du sucre dans son sang (²). MM. Bouchardat et Sandas, nourrirent un chien quatre jours avec du sucre de canne : il y avait du sucre interverti dans son sang (³).

On pourrait dire que c'est par le canal thoracique et non par la veine-porte que le sucre a été amené dans le sang; mais MM. Bouchardat et Sandas citent encore des expériences où, soit des chiens, soit des lapins, ayant été tués deux ou trois heures après des repas composés de sucre, de fécule, etc., ils trouvèrent du sucre dans le sang de la veine-porte et dans la bile.

M. Bérard invoque en outre, à l'appui de cette opinion, ce fait remarquable : que la section des pneumo-gastriques n'empêche pas la chylification ; or, cela tient à ce que les chylifères s'emplissent de principes autres que ceux dont la digestion s'accomplit dans l'estomac.

---

¹. *Cours de Physiologie fait à la Faculté de médecine de Paris*, t. II, p. 592.

(² Tiedman et Gmelin, *Recherches sur la digestion*, t. I, p. 201.

(³) *Annuaire de Lerasent*, p. 84, 1846.

Enfin, un argument plus décisif se trouve dans les analyses du sang de la veine-porte *aux diverses périodes de la digestion,* et dans les différences que présentent, quant à la quantité, les éléments de ce liquide dans cette veine, et les mêmes éléments dans le sang de la circulation veineuse générale.

Ces analyses ont été faites avec beaucoup de soin par M. Jules Béclard, professeur agrégé à la Faculté de médecine de Paris; elles font l'objet d'un important Mémoire publié dans les *Archives de médecine* ([1]). M. Béclard a démontré que la proportion des éléments constituants du sang variaient suivant les diverses époques de la digestion. Pendant les premières heures, il y a augmentation d'albumine et diminution de globules, et cela seul peut varier dans les limites de 80 à 100 millièmes. Plus tard, une proportion inverse s'établit. *La proportion des globules augmente, comme s'il s'en formait aux dépens des matières organiques absorbées par les veines dans l'intestin.*

Galien, sans être aussi formel, avait cependant émis une opinion analogue, lorsqu'il disait : « Les veines mésaraïques ne sont pas seulement des agents de transport d'absorption, mais ils ont encore une certaine puissance d'élaboration; de telle sorte, que depuis l'origine de ces veines dans l'intestin jusqu'à leur réunion pour constituer le tronc de la veine-porte et aussi dans le trajet de la veine-porte au foie, le suc continue de se perfectionner. » (Phrase citée plus haut.)

J'insiste avec dessein sur le rapprochement qui existe entre ces deux opinions, parce qu'elles me serviront à établir un des principaux usages de la veine-porte.

Les recherches de M. J. Béclard l'ont porté à conclure :

« L'augmentation considérable de l'albumine dans le sang de la veine-porte, dans les premiers temps de la digestion, prouve d'une manière distincte ce qu'on soupçonnait sans l'avoir suffisamment démontré, savoir : que les matières azotées neutres entrent dans le torrent de la circulation sous une seule et même forme, sous forme d'albumine, et que l'albumine diversement transformée est la matière nutritive d'où vont sortir toutes les autres.

» Mes expériences montrent encore que la veine-porte est la vé-

_____

[1] 4ᵉ Série, t. XVIII, p. 322 et suiv.

ritable voie par laquelle l'albumine entre dans le système circulatoire. » (J. Béclard, *loc. cit.*)

Au mois de décembre 1850, M. Cl. Bernard communiqua à l'A-
cadémie des Sciences, des expériences ayant pour but d'apprécier
*le rôle des chylifères dans l'absorption des substances alimen-
taires.* Le résultat de cette communication est trop important et
jette trop de jour sur la question dont je m'occupe pour que je
puisse le passer sous silence.

M. Cl. Bernard recherche d'abord par quelle voie passent les
matières albuminoïdes :

« Pour prouver, dit-il, que l'albumine ne passe pas par les chylifères, j'ai pensé que l'on pourrait apporter un argument physiologique plus décisif si l'on arrivait à démontrer que pour être assi-
milée l'albumine avait besoin de traverser le tissu du foie. En effet,
en injectant dans la veine jugulaire d'un chien un peu d'albumine
d'œuf étendue d'eau, on constate quelque temps après cette injection que les urines sont devenues albumineuses. Cette expérience
est intéressante en ce qu'elle démontre que l'albumine d'œuf n'est
probablement pas identique à l'albumine du sang, et qu'elle a besoin, pour être appropriée à l'organisme, d'éprouver une modification préalable. Or, le passage au travers du tissu du foie suffit pour
opérer cette modification nécessaire à l'assimilation de la matière
albumineuse; car si on l'injecte dans la veine-porte, elle reste dans
le sang et ne se retrouve pas dans l'excrétion urinaire. Ces expériences tendent évidemment à démontrer que *l'albumine est absorbée exclusivement par la veine-porte; car* si cette substance
était *portée dans la sous-clavière par le canal thoracique, elle serait introduite directement dans le système veineux général et se
trouverait exactement dans le cas de l'injection par la veine jugulaire que nous avons citée plus haut* ([1]). »

J'ai répété ces expériences dans un cours public de physiologie,
et j'ai pu constater, ainsi que tous ceux qui suivaient mes leçons,
l'exactitude des résultats énoncés par M. Cl. Bernard.

Tous les faits qui précèdent prouvent donc d'une manière péremptoire, que les matières albuminoïdes, après avoir été trans-
formées en albuminose par l'action du suc gastrique, sont absorbées

---

([1]) *Comptes-rendus de l'Académie des Sciences*, t. XXXI, p. 800, année 1850.

par les veines mésaraïques et pénètrent dans le foie par le système de la veine-porte.

En est-il de même pour les substances féculentes? Les recherches de M. Bernard nous permettent encore de répondre facilement à cette question.

« La matière sucrée, dit-il, est absorbée dans l'intestin, tantôt à l'état de glycose, tantôt à l'état de sucre de canne. En ingérant dans l'estomac de différents animaux mammifères (chiens, chats, lapins) de grandes quantités de sucre de canne, j'ai toujours retrouvé ce principe sucré dans le sang de la veine-porte; mais en recueillant le chyle dans le canal thoracique chez ces mêmes animaux et dans les mêmes circonstances, je n'y ai jamais trouvé du sucre de canne. De sorte qu'on constate dans cette expérience, que j'ai répétée bien des fois, ce fait singulier, que le sucre n'est pas absorbé d'une manière évidente par l'appareil chylifère. Il faut donc reconnaître que le sucre est exclusivement absorbé par le système de la veine-porte, et admettre comme conséquence que la matière sucrée, avant d'être portée aux poumons, traverse nécessairement le foie (1). »

Depuis l'année 1850, M. Cl. Bernard a fait de nouvelles expériences sur le même sujet : ainsi, il a placé un tube d'argent dans un des vaisseaux lymphatiques qui descendent de la tête, il a recueilli le liquide qui s'en écoulait ne contenant pas du sucre, tandis que le sang en présentait une certaine proportion, comme cela a lieu pendant la période digestive.

Quelquefois cependant on trouve du sucre dans le canal thoracique. Mais M. Cl. Bernard explique cette particularité en faisant observer que les lymphatiques du foie qui viennent s'ouvrir en grand nombre dans ce canal, entraînent avec eux la matière sucrée qui se forme de toutes pièces dans cet organe. Aussi le sucre ne se rencontre-t-il que dans la portion du canal située au-dessus de l'abouchement des vaisseaux lymphatiques (2).

---

(1) Loc. cit., p. 799.
(2) Leçons de Physiologie expérimentale faites au collège de France, p. 312 et 313.

ABSORPTION DES MATIÈRES GRASSES.

Est-il vrai que le sang de la veine-porte contienne une proportion de matières grasses plus considérable que le sang des autres
parties du système circulatoire? L'absorption de ces matières se
fait-elle à la fois par les chylifères et par la veine-porte?

M. J. Béclard répond ainsi à ces diverses questions :

« Le sang de la veine jugulaire, de la veine-porte, de la veine
splénique d'un cheval a été examiné sous ce rapport. Après avoir été
complétement desséchés à 100°, puis réduits en poudre, les résidus
ont macéré pendant quinze jours dans l'éther rectifié. Voici la perte
de chacun d'eux :

« Le sang de la veine jugulaire a perdu 2,39 sur 1,000 de résidu sec;

» Le sang de la veine-porte a perdu 3,18 sur 1,000 de résidu sec;

» Le sang de la veine splénique 3,91 sur 1,000 de résidu sec.

» Les quantités respectives de matières grasses étant représentées
par les pertes, il résulte de cette analyse, que le sang de la veine-
porte, non-seulement ne contient pas plus de matières grasses que
les autres sangs, mais qu'il en contient moins. »

M. Béclard conclut que les matières albuminoïdes entrent dans
le sang par la veine-porte et les matières grasses par les chylifères.

M. Cl. Bernard a cherché à apprécier aussi expérimentalement
le rôle des chylifères dans l'absorption des matières grasses.

Chez les mammifères, dit l'illustre physiologiste, les matières
grasses sont absorbées de la manière la plus évidente par les vaisseaux chylifères, et déversées dans le sang par le canal thoracique.
L'analyse chimique et l'inspection microscopique ne laissent aucun
doute à cet égard. Pour être aptes à pénétrer dans les vaisseaux
chylifères, les aliments doivent avoir reçu l'influence du suc pancréatique; de sorte que l'absorption de la graisse ne peut commencer à s'effectuer dans l'intestin grêle qu'après le déversement du
fluide pancréatique (¹), tandis que l'albumine et le sucre peuvent

(¹) Les belles expériences de M. Colin, d'Alfort, qui ont été mentionnées
avec détail par Bérard, dans un rapport lu à l'Académie de Médecine le
21 avril 1857, ont prouvé qu'en l'absence du suc pancréatique, les matières

déjà être absorbés dans l'estomac. On sait qu'aussitôt que la graisse émulsionnée pénètre dans les chylifères, leur aspect change complétement; leur contenu, d'abord clair et transparent, prend un aspect blanchâtre et laiteux ([1]). » Ce fait est facile à constater sur le lapin, où le canal pancréatique s'ouvre dans l'intestin, à 35 centimètres au-dessous du canal cholédoque. Le chyle, examiné au-dessus du point d'ouverture de ce conduit, est clair, limpide; au contraire, il devient blanchâtre, laiteux, dès que le suc pancréatique s'est mélangé avec les matières grasses. J'ai répété cette expérience plusieurs fois dans mes cours de physiologie.

On peut donc, d'après leur voie d'absorption, distinguer les matières nutritives en deux classes :

1° Celles qui n'arrivent dans la circulation générale qu'après avoir traversé le foie; ce sont les matières féculentes et albuminoïdes;

2° Celles qui arrivent dans la circulation générale sans traverser le foie, mais par l'intermédiaire des chylifères; ce sont les matières grasses.

Il résulte de tout ce qui précède, que les deux premiers groupes de substances ne traversent le foie qu'après avoir été absorbées par les veines mésaraïques et la veine-porte : on doit donc considérer *le rôle de cette veine dans l'absorption comme très-important, puisqu'elle introduit dans l'organisme les substances qui doivent contribuer le plus à réparer ses pertes et à entretenir les phénomènes respiratoires.*

grasses pourraient être émulsionnées. Voici, du reste, comment s'exprime le rapporteur de la commission :

« Puisque chez les animaux de l'espèce bovine on peut, trois et même quatre jours après qu'on leur a lié le conduit excréteur du pancréas, et détourné le suc pancréatique au dehors, retirer du canal thoracique, en vingt-quatre heures, plus de 40 litres de chyle bien émulsionné, et dont l'éther extrait une notable quantité de graisse, le suc pancréatique de ces animaux *n'est nécessaire* ni pour l'absorption des corps gras ni pour la formation d'un chyle émulsionné. »

Le rapporteur fait remarquer avec raison qu'il dit *nécessaire* et non *utile;* car s'il est possible de reprocher aux conclusions de M. Cl. Bernard d'être trop absolues quant au rôle qu'il attribue au suc pancréatique de transformer seul les matières grasses, les expériences de MM. Colin et Bérard ne prouvent point que ce suc ne jouit pas de cette propriété; elles démontrent seulement que cette transformation peut avoir lieu sans son concours.

([1]) Bernard, *Comptes-rendus de l'Académie des Sciences,* t. XXXI, p. 801. 1850.

CHAPITRE II[1].

QUELLE EST L'INFLUENCE DE LA VEINE-PORTE SUR LA SÉCRÉTION DE
LA BILE ?

Deux opinions ont partagé les physiologistes sur la sécrétion de
la bile : les uns ont attribué le principal rôle à l'artère hépatique,
les autres à la veine-porte. Parmi les premiers se trouve l'illustre
auteur de l'*Anatomie générale,* qui pensait que la sécrétion biliaire
comme toutes les autres, puisait ses matériaux dans le sang artériel.

Le premier moyen qui se présentait naturellement à l'esprit pour
trancher la question était d'appliquer des ligatures autour des vaisseaux; mais Bichat, qui a tenté la ligature de l'artère hépatique,
déclare l'expérience impraticable. « On ne peut faire, dit-il, une
semblable ligature sans un délabrement qui ne permet plus de
rien distinguer; j'ai voulu la tenter, je n'ai pu achever ([2]). » Il est
surprenant qu'un aussi habile anatomiste ait échoué dans une expérience qui n'offre pas, il faut le reconnaître, de difficultés sérieu-
ses, que l'on peut faire facilement sans occasionner de grands
délabrements, et surtout sans compromettre la vie des animaux.

La plupart des physiologistes, depuis Bichat, se sont laissé inti-
mider par cette assertion formelle, et ont cru devoir renoncer à ce
moyen d'investigation.

On a dû chercher alors d'autres arguments en faveur de l'artère hépatique. On a invoqué, par exemple, la structure intime du
foie. On a vu généralement que les dernières ramifications de la
veine-porte et de l'artère se confondaient (c'est ce que démontrent
les injections fines), et on a trouvé dans ce fait une raison suffisante
pour admettre que le sang artériel n'était pas étranger à la sécrétion.

C'est ainsi que M. Verger a prétendu « que le sang de l'artère
hépatique servirait à la sécrétion des éléments alcalins ou autres
de la bile ([3]). »

---

[1] La deuxième et la troisième partie de ce travail ont reçu de l'Académie
des Sciences de Paris un encouragement de 1,500 fr.

[2] *Anatomie générale,* t. I, p. 475 ; Paris, 1801.

[3] *Thèses de Paris,* 1838, n° 212, p. 23.

Enfin, on a cité en faveur de cette opinion plusieurs cas d'ana-tomie anormale où la veine-porte venant s'ouvrir directement dans la veine-cave inférieure, et ne traversant pas le foie, la sécrétion de la bile n'a cependant pas été interrompue.

Ces faits sont au nombre de quatre; ils ont été rapportés par Lieutaud ([1]), Hubert ([2]), Abernethy ([3]), Lawrence ([4]).

De ces quatre observations, celle d'Abernethy est la plus au-thentique et la plus importante. Abernethy cite en effet l'exemple d'une jeune fille chez laquelle la veine-porte se terminait dans la veine-cave, près des rénales. L'artère hépatique, seul vaisseau qui pénétrât dans le foie, était plus volumineuse que dans l'état normal; *la vésicule biliaire contenait une petite quantité de bile d'un jaune brunâtre foncé, d'une saveur amère à réaction alcaline.* Il en ré-sulte que, dans ce cas, la sécrétion s'était opérée exclusivement aux dépens de la masse du sang que l'artère hépatique introduisait dans le foie.

La deuxième opinion, celle qui regarde la bile comme fournie par le sang de la veine-porte, compte un plus grand nombre de partisans. Je dirai même que les physiologistes adoptent générale-ment aujourd'hui cette manière de voir.

D'après la structure du foie, il me paraît démontré, dit M. Lam-bron, qu'il n'y a que le sang apporté par les divisions de la veine-porte pour traverser les espaces inter-utriculaires qui puisse servir à la sécrétion de la bile; et ce qui peut augmenter la valeur d' cette opinion, c'est qu'elle se trouve d'accord avec les travaux de Ferrein, Mascagni, Muller et Kiernau.

» Si l'on a refusé à la veine-porte l'usage que nous lui assignons, c'est qu'on a voulu que le foie ne fît pas exception à toutes les au-tres glandes, et qu'il reçût exclusivement du sang artériel les ma-tériaux de la sécrétion; mais on a tort de vouloir assimiler com-plétement le foie aux autres glandes ([5]). »

Dans un important Mémoire sur la structure intime du foie, au-

([1]) *Historia anatomica medica*, p. 190.

([2]) *Programma sistens observationes aliquot anatomicas.* p. 345.

([3]) *Philosophical Transactions*, p. 59 et 63; 1793.

([4]) *Medico chirurg., transact.*, vol. 5, p. 174.

([5]) *Recherches sur la structure intime du foie. (Archives de médecine, 3e série, t. X, p. 175.)*

quel l'Académie de Médecine a décerné le prix Portal en 1851,
M. Lereboullet conclut, de ses recherches anatomiques, « que le
sang de l'artère hépatique ne pouvait pas concourir à la sécrétion
de la bile, ou du moins que le rôle qu'il joue dans cette sécrétion
est très-secondaire et sans importance (¹). »

Dans ses *Leçons de physiologie expérimentale faites au collège
de France*, M. Cl. Bernard refuse également à l'artère hépatique
toute participation dans la sécrétion de la bile.

« L'artère hépatique, dit-il, peut être considérée comme n'ayant
aucune influence sur les fonctions de l'organe, parce que la sécrétion de la bile n'éprouve, par suite de la ligature, que très-peu de
modifications (²). »

Tous les arguments qui précèdent reposent sur la disposition
anatomique des ramifications de la veine-porte dans le foie; mais
on a fait à l'appui des expériences :

« Admettez, dit M. Bérard, que l'artère étant liée, la sécrétion
continue : n'est-il pas évident que la bile a été formée aux dépens
du sang de la veine-porte? Or, ce que Bichat n'avait pu faire, Mal-
pighi l'avait fait et répété plusieurs fois : il avait lié l'artère et vu
la sécrétion s'opérer encore. *Mais les expériences de M. Simon de
Metz ne laissent plus aucun doute à ce sujet* (³). »

Je crois devoir rapporter d'une manière succincte les expériences
de M. Simon de Metz, afin de montrer en quoi elles diffèrent des
miennes, et surtout afin de faire voir si elles constituent un
argument sérieux en faveur des partisans de la veine-porte.

Et d'abord, je ferai remarquer que M. Simon de Metz n'a pas
expérimenté sur les animaux supérieurs; il s'en est rapporté à l'o-
pinion de Bichat : « C'est ainsi, dit-il, que ce qui a été jugé impraticable sur des chiens, a pu donner des résultats plus ou moins
satisfaisants sur des lapins et sur des pigeons (⁴) »; et encore ses
expériences sur les lapins ne lui ont-elles pas paru probantes,
car il n'en fait aucune mention.

Ce physiologiste s'est donc contenté d'expérimenter sur les
pigeons, qui, soit dit en passant, n'ont pas de vésicule biliaire, et

(¹ *Mémoires de l'Académie de Médecine*, t. XVII, p. 477.
(² *Leçons de Physiologie expérim.*, p. 88.
(³ *Cours de Physiologie*, t. II, p. 319.
(⁴ *Journal des progrès des sciences médicales*, t. VII, p. 217, 128.

chez lesquels on ne peut juger de la quantité de bile sécrétée que par la coloration qu'elle communique aux matières contenues dans l'intestin et dans le cloaque.

1re EXPÉRIENCE. Il a lié les deux canaux excréteurs du foie, et il a vu cet organe se colorer en vert. La vie s'est continuée de vingt-quatre à trente-six heures.

2e EXPÉRIENCE. *Ligature des canaux excréteurs et de l'artère hépatique.* — Le foie s'engorge et prend dans ces conditions une teinte jaune verdâtre prononcée, les excréments sont colorés de la même manière.

3e EXPÉRIENCE. *Ligature de l'artère hépatique seule.* — Pas d'engorgement du foie; après la mort on trouve de la bile dans les canaux excréteurs, et les matières contenues dans l'intestin offrent la teinte bilieuse comme dans l'état normal.

4e EXPÉRIENCE. *Ligature des racines de la veine-porte et des canaux hépatiques.* — Le foie est alors entièrement décoloré et n'a plus qu'une teinte d'un rose pâle, les matières intestinales sont d'un gris blanchâtre, le cloaque est rempli d'excréments sans mélange, de couleur verte, et cependant plusieurs pigeons ont vécu jusqu'à trente-six heures.

De ces expériences, M. Simon de Metz conclut :

1° Que la ligature de l'artère hépatique n'empêche pas qu'il se forme de la bile ;

2° Que la présence de cette bile est manifeste lorsqu'on lie en même temps les canaux excréteurs ;

3° Qu'il n'est pas douteux que ce soit le sang de la veine-porte qui fournit les éléments de la sécrétion de la bile pendant que la ligature de ce vaisseau arrête cette sécrétion [1].

Tel était l'état de la science sur cette question, lorsque j'ai commencé les expériences qui font le sujet de cette partie de mon travail.

Une circonstance tout à fait imprévue me donna l'idée de faire ces recherches. Pendant mon séjour dans les hôpitaux, j'eus occasion d'observer un malade qui mourut à la suite d'une hydropisie ascite. A l'ouverture cadavérique, je constatai que la veine-porte était entièrement oblitérée et que *néanmoins la vesicule biliaire*

---

[1] *Journal des progrès des sciences médicales,* p. 219.

était pleine de bile. Ce fait semblait infirmer la théorie physiologique qui considère le sang de la veine-porte comme fournissant au foie les matériaux de la sécrétion biliaire; il y avait dès lors un grand intérêt à consulter la physiologie expérimentale; c'est ce que j'ai fait avec soin et persévérance. Je classerai donc ces expériences en trois séries distinctes, afin de mettre de la clarté dans l'exposition des résultats obtenus.

Dans la *première série*, je placerai les expériences où l'oblitération de la veine-porte ayant été produite, soit par la ligature, soit par l'injection de substances hémostatiques, la mort presque immédiate en a été la conséquence.

Dans la *deuxième série,* je rangerai celles où l'oblitération de la veine-porte ayant été obtenue lentement, *la sécrétion de la bile n'a nullement été altérée.*

Enfin, dans la *troisième série* se trouveront celles où j'ai pu apprécier l'influence de cette oblitération à la fois sur la sécrétion biliaire et sur la fonction glycogénique du foie.

Tous ces résultats que je vais énoncer ont été constatés par un grand nombre de mes confrères et par tous ceux qui ont suivi mes leçons de physiologie à l'École de Médecine de Bordeaux.

PREMIÈRE SÉRIE D'EXPÉRIENCES.

Dans mes premières expériences je suivis l'exemple de presque tous les vivisecteurs: le tronc de la veine-porte étant mis à découvert, je plaçai autour une ligature et je la serrai violemment, de manière à interrompre tout à coup la circulation. Les trois chiens sur lesquels j'employai ce procédé ne survécurent pas plus d'une heure, et ils moururent après avoir présenté les symptômes suivants : refroidissement général, teinte bleuâtre des muqueuses. A l'autopsie, je trouvai l'intestin grêle avec une coloration bleuâtre très-prononcée; le système veineux abdominal était le siége d'un engorgement considérable.

Ces premières expériences ne me donnèrent donc que des résultats négatifs. M. Gintrac, directeur de l'École de Médecine, avec lequel je faisais ces recherches, me conseilla de pratiquer à la paroi abdominale une petite ouverture par où une anse intestinale pût s'échapper hors de la cavité, et d'injecter par une des

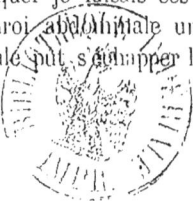

ramifications veineuses une substance hémostatique. Par ce moyen je pouvais espérer d'amener la formation d'un caillot, et par suite l'oblitération. Ce procédé me parut très-ingénieux et je le mis en usage ; mais les résultats furent moins heureux encore que les précédents, car les chiens auxquels j'injectai soit une solution très-concentrée de tannin, soit du perchlorure de fer, moururent pendant l'expérience. Je fus donc obligé d'y renoncer et j'en adoptai un autre qui a parfaitement réussi :

Ce procédé consiste à faire le long du rebord des fausses côtes droites une incision qui intéresse toute l'épaisseur des parois abdominales ; après cela, à plonger l'index de la main gauche, disposé en forme de crochet, sous la face inférieure du foie, de manière à saisir les vaisseaux et à les amener jusqu'à l'ouverture pratiquée ; d'isoler rapidement, à l'aide d'une sonde cannelée, la veine-porte de l'artère hépatique et des canaux biliaires ; à passer autour d'elle, sans le nouer, un fil disposé comme une anse, et dont les deux extrémités très-longues ressortent par la plaie et sont attachées sur le dos de l'animal ; à réunir la plaie par trois ou quatre points de suture : le fil reste autour de la veine pendant cinq ou six jours au plus. Après ce temps, je l'enlève en tirant sur l'une des extrémités, et je laisse l'animal entièrement libre.

DEUXIÈME SÉRIE D'EXPÉRIENCES.

Première expérience, faite sur un chien âgé de deux ans. — Le fil ayant été placé autour de la veine, l'animal fut presque immédiatement pris de vomissements. Il refusa toute nourriture et mourut au bout de vingt-six heures. A l'autopsie, je constatai les faits suivants :

Les anses de l'intestin grêle offraient une teinte légèrement brunâtre. Les veines étaient un peu engorgées. Après m'être assuré que le fil avait été bien placé autour de la veine-porte, je fis avec précaution une incision dans le tronc de ce vaisseau, et je m'aperçus qu'il existait au-dessous du point où la ligature avait été appliquée un caillot assez mou, d'un rouge foncé, qui n'adhérait que faiblement dans trois ou quatre points à la paroi interne de la veine ; au-dessus du point lié, c'est-à-dire dans les ramifications de la veine qui traversaient le foie, il y avait moins de sang que dans l'état normal. Cependant la couleur de cet organe n'avait pas été altérée et *la vésicule biliaire était gorgée de bile.*

Deuxième expérience. — Chez un second chien à peu près du même âge, qui mourut cinquante heures après l'opération, la veine-porte était fortement étranglée dans la partie enlacée par la ligature. Son calibre se trouvait réduit à celui d'une plume de corbeau. Au-dessous de cet étranglement, je rencontrai un caillot d'une densité plus grande que dans le cas précédent et qui avait aussi une couleur différente. Sa teinte était en effet d'un rouge jaunâtre, des adhérences assez fortes l'unissaient à la paroi interne du vaisseau; mais quoique plus intimes que dans le cas précédent, ces adhérences avaient dû ralentir mais non arrêter complétement la circulation. *La vésicule biliaire était gorgée de bile.*

Troisième expérience. — Ma troisième expérience fut faite sur un chien de trois ans, qui mourut le cinquième jour après l'application de la ligature. Dans les deux premiers jours, il y avait eu des vomissements qui ne se manifestèrent pas le troisième; la veine-porte contenait un *caillot jaune assez dur, résistant, adhérent par toute sa surface à la paroi interne de la veine.* Ce caillot avait dû nécessairement intercepter la circulation dans ce vaisseau. Le foie offrait une coloration moins foncée que chez les deux autres animaux, sujets de mes premières expériences. *La vésicule biliaire était gorgée de bile et les matières alimentaires étaient colorées par ce liquide.* Je ferai observer que le fil placé autour de la veine avait aussi enlacé l'artère hépatique, qui se trouvait oblitérée dans ce point là; mais je dois ajouter qu'ayant eu le soin de faire une injection au vernis à l'alcool, par l'aorte, il me fut facile de constater que le sang artériel arrivait au foie par une douzaine de branches, provenant de l'arcade formée par l'anastomose qui existe chez le chien entre l'artère hépatique et les artères pancréatico-duodénales. Il existait dans le côté droit du ventre un épanchement purulent assez considérable, provenant d'une péritonite qui avait occasionné la mort de l'animal.

Quatrième expérience, faite sur un jeune chien de sept à huit mois. —La ligature une fois posée, comme dans les cas précédents, autour de la veine, et nouée sur le dos, je laissai l'animal entièrement libre. Des vomissements opiniâtres de matières bilieuses eurent lieu pendant les deux premiers jours; à ces matières se trouvaient mêlées les substances alimentaires que je donnais à l'animal, telles que du lait et du pain. Ce chien maigrit avec rapidité. Au cinquième jour, il parvint à dénouer sa ligature, et ayant tiré sur l'une des extrémités, il s'en débarrassa. A partir de ce jour il reprit sa gaîté, l'appétit revint, et les vomissements diminuèrent, sans toutefois cesser complétement. Craignant que la veine ne fût pas entièrement oblitérée, je voulus placer un nouveau lien après avoir rouvert la paroi abdominale; mais des adhérences s'étaient formées, la ligature glissa au devant. Deux jours après, je remarquai que les veines sous-cutanées abdominales s'étaient beaucoup dilatées, et étaient devenues comme variqueuses; elles offraient quelque chose d'analogue à ce que l'on voit chez l'homme dans les ascites provenant d'un obstacle à la circulation veineuse abdominale. Je conçus l'espérance que la veine-porte était oblitérée, et le onzième jour depuis l'application du premier fil, alors que la plaie du ventre était presque cicatrisée, je tuai l'animal par la section du bulbe rachidien.

L'autopsie fut faite avec le plus grand soin, et les résultats que je vais indiquer ont été contrôlés par MM. Gintrac et Denucé, dont l'habileté comme anatomistes ne saurait être contestée.

Le foie avait diminué de volume; son tissu était d'une couleur jaune uniforme, et n'offrait pas la teinte lie de vin habituelle. Les canaux biliaires et l'artère hépatique ne présentaient aucune altération.

Le tronc de la veine-porte, atrophié dans toute son étendue, était blanchâtre; son tissu, dur, résistant, de consistance fibreuse, était très-adhérent avec la face inférieure du foie. J'ouvris avec précaution la veine mésaraïque supérieure, et j'y introduisis un stylet que je dirigeai vers le foie. Bientôt l'instrument rencontra un obstacle; j'introduisis alors le stylet en sens opposé, et il fut encore arrêté. Il devenait évident que le vaisseau était oblitéré. Cependant, craignant de me faire illusion, je priai M. Denucé d'examiner la pièce, et il constata comme moi que l'extrémité du stylet était arrêtée par un cul-de-sac qui constituait une véritable obstruction du vaisseau dans l'étendue de moins de deux millimètres. Les ramifications de la veine-porte dans le foie étaient revenues sur elles-mêmes; elles ne contenaient que très-peu de sang, ou mieux de la sérosité sanguinolente. Même coloration de la bile.

La vésicule biliaire renfermait une assez grande quantité de bile, et les matières intestinales étaient mélangées avec ce liquide.

Cinquième expérience, faite sur un chien de six mois. —Contrairement à ce que j'avais observé dans le cas précédent, le chien qui fait le sujet de cette expérience n'éprouva pas de vomissements, et cependant il n'avait pas cessé un seul jour de manger et de boire. Au sixième jour, je m'aperçus que les veines sous-cutanées abdominales commençaient à se dilater : je me hâtai alors d'enlever la ligature. Ce chien, comme le précédent, avait été placé depuis le commencement de l'expérience dans une chambre dont j'avais eu le soin d'élever la température en y faisant faire constamment du feu. Je le laissai vivre vingt jours après l'enlèvement du lien. Pendant tout ce temps l'animal put manger abondamment et parfaitement digérer. Lorsque je le sacrifiai par la section du bulbe rachidien, la plaie du ventre était tout à fait cicatrisée, et le chien avait repris sa gaîté et ses allures habituelles.

A l'autopsie, je constatai les faits suivants : Après avoir isolé l'artère hépatique et les canaux biliaires qui étaient parfaitement sains, je mis à découvert le tronc de la veine-porte. Ici, comme dans le cas précédent, le tronc de cette veine adhérait fortement à la face inférieure du foie, *qui avait lui-même considérablement diminué de volume,* et dont la couleur était devenue d'un jaune pâle très-prononcé. La veine était transformée en un cordon fibreux dur et blanchâtre. *On ne pouvait révoquer en doute son oblitération.* Je crus néanmoins devoir soumettre cette pièce à deux de mes confrères, qui vérifièrent facilement mon assertion. *La vésicule biliaire était gorgée de bile, et le cours de ce liquide n'avait pas été plus interrompu que sa sécrétion.*

Il était utile de suivre la marche du sang veineux, et surtout de constater si aucun vaisseau ne ramenait au foie le sang des veines intestinales. C'est dans ce but que je poussai par le tronc de la veine mésaraïque supérieure une injection fine au vernis à l'alcool. Cette injection très-pénétrante *revint par la veine-cave inférieure.* Le passage de l'injection dans ce dernier vaisseau démontrait qu'il avait dû se former des anastomoses entre lui et le système veineux abdominal. Après une dissection attentive, je m'aperçus, en effet, qu'à trois lignes à peu près du point où la mésaraïque supérieure et la splénique se confondent pour former le tronc de la

veine-porte hépatique, il existait un réseau de veinules anastomo-
sées entre elles, qui allaient se jeter dans la veine-cave inférieure;
de manière que la circulation, interrompue dans le foie par suite
de l'oblitération, se faisait par la veine-cave inférieure à l'aide de
ces anastomoses. De cette manière, les substances absorbées dans
l'intestin étaient portées dans la circulation générale, et par conséquent n'étaient pas perdues pour l'organisme.

Réflexions. — Mes expériences me conduisent, comme il est
facile de le prévoir, à tirer des conclusions opposées à celles de
M. Simon de Metz. Aussi, afin d'établir à laquelle des deux opinions on doit se rattacher, me permettrai-je de faire quelques observations.

Et d'abord, il est important de rappeler que les expériences de
M. Simon de Metz ont été faites sur des pigeons dont l'appareil
hépatique est incomplet, dans lequel la vésicule du fiel manque et
se trouve remplacée par deux conduits excréteurs. Ce n'est donc que
par la coloration des matières intestinales et par celle du foie qu'il
a pu juger que la sécrétion continuait ou était interrompue; en
outre, les pigeons n'ont pas vécu plus de trente-six heures après
l'opération. Or, que prouvent les faits observés par cet expérimen-
tateur, après la ligature de l'appareil hépatique? Sont-ils suffisants
pour motiver les conclusions qu'il a formulées? Je ne le pense pas.
En effet, le volume de l'artère hépatique est à celui de la veine-
porte comme 1 est à 9. Il en résulte que l'interruption brusque du
cours du sang dans ce vaisseau n'a pas dû diminuer beaucoup celui
du foie, et dès lors la coloration de l'organe, à laquelle M. Simon
de Metz semble attacher tant d'importance, n'a pas dû être altérée
d'une manière sensible. Je ferai remarquer en outre, que M. Simon
de Metz ne tient aucun compte des anastomoses. Si l'artère hépatique était le seul vaisseau artériel qui pénétrât dans le foie, on
comprendrait toute l'importance d'une pareille ligature et de ses
résultats; mais je crois avoir démontré dans ma quatrième expérience, que la ligature de ce tronc n'empêche en aucune façon, à
cause des anastomoses nombreuses, la circulation artérielle de se
continuer dans le foie. En est-il de même pour la veine-porte?

La veine-porte constitue un tronc unique, *exceptionnel, sans
anastomose,* résumant à lui seul toute la circulation veineuse de
la portion sous-diaphragmatique du tube digestif et de la rate.

Elle doit donc amener au foie une quantité considérable de sang. Est-il surprenant dès lors que sa ligature ait occasionné *une décoloration de cet organe*, et qu'en outre, son oblitération le privant de la plus grande partie du sang qu'il renferme dans l'état normal, la sécrétion de la bile ait été suspendue? *Le changement brusque dans les conditions physiologiques d'un organe, explique très-bien, sans qu'on puisse invoquer des rapports de cause à effet, la cessation de telle ou telle fonction de cet organe, surtout lorsque la vie ne se prolonge pas au-delà de trente-six heures dans ces conditions nouvelles.*

Dans mes expériences, au contraire, faites *sur des animaux supérieurs*, ce qui avait été jugé jusqu'alors impraticable, *j'ai toujours vu la sécrétion biliaire continuer à se faire malgré l'oblitération partielle ou complète du tronc de la veine-porte.* Et comme à l'aide du procédé que j'ai employé et aussi indiqué le premier, *la veine s'est oblitérée lentement et la vie s'est parfaitement maintenue,* je crois être autorisé à tirer les conséquences opposées à celles de M. Simon de Metz.

Afin de donner plus de valeur à ces conséquences, je dois insister sur une particularité de la sécrétion biliaire qu'invoquent les physiologistes opposés à l'opinion que je soutiens. Ceux qui refusent à l'artère hépatique toute participation dans la sécrétion, disent que le sang de cette artère serait insuffisant pour produire toute la bile qui se forme en vingt-quatre heures. Or, je ferai remarquer que c'est une erreur physiologique manifeste que de penser que la quantité de bile sécrétée dans un jour soit bien considérable. Je me suis convaincu de ce fait en créant des fistules biliaires, et voici ce que j'ai observé : Lorsque la digestion commence, l'écoulement de la bile par la fistule cesse complétement, et cela pendant six ou sept heures; elle coule alors directement dans l'intestin. Ce n'est qu'à partir de ce moment que l'on voit ce liquide commencer à couler par la fistule, de telle sorte que la quantité de bile sécrétée dans l'intervalle d'une digestion à l'autre, *peut être représentée par celle que l'on trouve dans la vésicule.* Or, il est facile de se convaincre que le produit de la sécrétion est peu en rapport avec le volume énorme de l'organe sécréteur, et qu'il l'est bien plus au contraire avec la quantité de sang que l'artère hépatique fournit au foie.

Je crois donc démontré que la sécrétion de la bile se fait aux dépens du sang artériel. Aussi, changeant les termes de la phrase citée plus haut et que j'ai empruntée aux leçons de M. Bérard, je me crois autorisé à dire :

Admettez que la veine étant oblitérée, sans anastomose qui ramène au foie le sang provenant des veines mésaraïques, la sécrétion continue, n'est-il pas évident que la bile a été formée aux dépens du sang artériel ?

Ce qui donne à cette opinion une valeur incontestable, c'est le résultat des oblitérations de la veine-porte observées chez l'homme.

Dans un Mémoire remarquable (*Journal de Médecine de Bordeaux*, janvier, février, mars 1856), M. Gintrac, directeur de l'École de Médecine de cette ville, cite trente-quatre faits d'oblitération observés chez l'homme, parmi lesquels six ont été recueillis à sa clinique. *Dans tous ces cas, où la circulation de la veineporte avait été interrompue, la sécrétion biliaire n'avait pas cessé de se faire* (1).

Quelle force n'acquiert pas une théorie physiologique, lorsque les données fournies par les vivisections qui ont servi à l'établir, trouvent leur confirmation dans les faits recueillis chez l'homme malade !

---

(1) Ces observations figureront dans la dernière partie de ce travail.

CHAPITRE III.

QUELLE EST L'INFLUENCE DE LA VEINE-PORTE SUR LA FONCTION GLYCOGÉNIQUE?

La plus belle découverte physiologique des temps modernes est sans contredit celle de la fonction glycogénique du foie; mais comme toutes les théories nouvelles, la production du sucre par le foie, avant d'acquérir droit de domicile dans la science, a eu à supporter de nombreuses épreuves. On se souvient des divers Mémoires publiés par M. Figuier, où l'auteur, poussé, dit-il, par une question de sentiment et par le regret qu'il a de voir la doctrine de M. Cl. Bernard renverser les données si belles et si simples de la chimie organique, cherche lui-même à renverser l'expérience fondamentale de ce physiologiste, et à démontrer que le sucre hépatique, loin d'être le résultat d'une sécrétion propre du foie, était un produit de l'alimentation.

Je ne rappellerai pas tous les arguments à l'aide desquels M. Claude Bernard, dans ses leçons au collége de France, répondit à ces attaques, ni les conclusions de la commission de l'Institut, parce que je m'éloignerais de mon sujet. Je veux seulement dire en quoi les oblitérations de la veine-porte sont susceptibles d'éclairer cette question si intéressante de la glycogénie, et faire voir que mes expériences justifient d'une manière incontestable la théorie de M. Claude Bernard.

TROISIÈME SÉRIE D'EXPÉRIENCES.

Le 8 juin 1856, j'appliquai un fil autour de la veine-porte d'un chien de sept à huit mois. La température était à cette époque très-élevée. Pendant les trois premiers jours qui suivirent la ligature, le chien parut gai et mangea bien. Le soir du quatrième jour il s'échappa de la salle où il était habituellement, et passa la nuit exposé à l'air, dans une cour habituellement très-humide. Le lendemain, quand je le vis, il avait des frissons très-intenses, et je trouvai près de lui des matières bilieuses verdâtres qui avaient été rendues par des vomissements. Il mourut le soir.

J'en fis l'ouverture, et je constatai les faits suivants, qui sont d'une grande importance, comme je l'établirai plus bas :

Les parois de la veine-porte étaient très-épaissies, dures, d'une couleur blanchâtre et d'une consistance fibreuse. La capacité intérieure du vaisseau avait diminué. Sa paroi interne était très-rouge; elle était en outre, ainsi que toutes les ramifications de la veine, baignée par une matière purulente qui s'étendait jusque dans l'épaisseur du foie. On observait en effet, sur toute la surface de cet organe, de distance en distance, des taches blanchâtres superficielles. Je fis à ces divers points des incisions qui donnèrent issue à du pus : c'étaient des abcès séparés, indépendants les uns des autres, qui s'était formés dans toute l'épaisseur de l'organe hépatique, par suite de l'inflammation de la paroi interne de la veine. Je fis bouillir ce foie, hâché en morceaux très-menus, avec de l'eau et de la poudre de charbon animal. *Je traitai le liquide provenant de la décoction par la liqueur de Barreswill, qui ne fut pas décolorée.* Malgré la présence du pus dans la veine-porte et dans le tissu de l'organe, *la vésicule biliaire était pleine de bile.*

Deuxième expérience. — Un autre chien mourut trois jours après, et dans des conditions semblables. Au-dessous de la ligature je trouvai un caillot conique, répondant par son sommet à l'étranglement produit par le fil. Dans une partie du foie seulement, il existait des taches blanchâtres analogues aux précédentes, et correspondant à de petits abcès isolés les uns des autres. Dans le reste de son étendue, il offrait la coloration rouge lie de vin. Je fis bouillir une égale quantité du tissu malade et de celui qui était resté sain; les deux liquides furent mis en présence de la liqueur de Barreswill. La liqueur fut très-fortement décolorée par le liquide provenant de la portion du foie qui n'était pas malade; il se forma un précipité abondant d'oxyde de cuivre; *elle ne fut nullement altérée par le liquide provenant de la portion abcédée.*

La vésicule biliaire contenait beaucoup de bile.

Troisième expérience. — Le 8 juin, je plaçai autour de la veine-porte d'un chien âgé de cinq à six mois, une ligature qui fut nouée ensuite sur le dos de l'animal. Pendant les cinq premiers jours, le chien fut triste et peu alerte. Le sixième jour, je dénouai la ligature et je l'enlevai en tirant sur l'une des extrémités. A partir de ce moment, l'animal reprit sa gaîté, ses mouvements devinrent plus vifs, et huit ou dix jours après il était revenu à son état le plus normal. La plaie du ventre se cicatrisa avec rapidité. *Trente-quatre jours* après avoir enlevé la ligature, je tuai l'animal par la section du bulbe rachidien, afin de voir dans quelles conditions se trouvait la veine-porte.

La paroi thoracique une fois enlevée, je fis une injection par la veine-cave inférieure, au-dessous du point d'abouclement des veines sus-hépatiques, afin d'injecter par là les anastomoses qui auraient pu se former. Prenant ensuite une des ramifications des veines de l'intestin grêle, je fis l'injection en la dirigeant du côté du foie, afin de voir si elle traverserait le tronc de la veine-porte ou bien si elle serait arrêtée par l'oblitération que je supposais devoir exister.

L'injection faite, je mis à découvert les vaisseaux du foie. Les canaux biliaires étaient très-dilatés et libres. *La vésicule biliaire était volumineuse et gorgée de bile.* L'artère hépatique libre envoyait des ramifications dans le foie.

Le foie était pâle, décoloré, d'un jaune fauve comme dans la cirrhose, et surtout atrophié. En pratiquant des incisions multiples dans son tissu, je m'aperçus que les veines sus-hépatiques étaient affaissées, car on ne distinguait pas d'orifices béants; de plus, elles étaient exsangues, car il s'écoula une très-petite quantité de sang rosé, analogue à de la sérosité.

La veine-porte, amincie, était dure, fibreuse, comme étranglée dans le point où la ligature se trouvait. L'injection poussée par les veines intestinales avait été arrêtée dans le point correspondant à l'étranglement, de telle sorte que dans l'étendue *d'un centimètre environ le tronc de la veine était oblitéré.*

Il me fut facile de constater qu'aucun vaisseau anastomotique n'avait ramené le sang dans le foie; mais je pus me convaincre qu'un réseau anastomotique avait ramené la circulation du tronc de la veine mésaraïque supérieure dans la veine-cave inférieure; en outre, il existait des anastomoses entre la veine splénique et la veine rénale, du côté droit.

Il fut donc facile d'expliquer comment les substances absorbées dans le tube digestif arrivaient dans sa circulation veineuse générale.

Immédiatement après avoir tué ce chien, et avant de faire l'injection, j'enlevai des morceaux de foie que je fis bouillir comme dans les expériences précédentes; *le liquide filtré fut mis en présence de la liqueur de Barreswill, et il se produisit un précipité abondant d'oxyde de cuivre.*

J'ai conduit moi-même à Paris, pour les présenter à la commission de l'Institut, composée de MM. Claude Bernard, Rayer et Andral, cinq chiens qui furent examinés au collége de France avec la plus grande attention. Voici en résumé les faits observés :

Le premier chien avait la veine-porte oblitérée depuis trois mois. Lorsque l'animal fut sacrifié, on trouva la veine-porte fortement étranglée dans le point où le fil avait été appliqué; les parois, blanchâtres, étaient épaissies; il était incontestable qu'un travail inflammatoire avait eu lieu dans ce point. Toutefois l'oblitération n'était pas complète, car il fut possible d'introduire dans le point même où l'étranglement existait un stylet d'un assez grand calibre. M. Claude Bernard pensa que l'oblitération complète avait existé pendant quelque temps, mais que la pression du sang contre le cul-de-sac de la veine avait fait céder cet obstacle, et que la cavité du vaisseau s'était reproduite en partie. Ce fait n'avait rien d'étrange, car ces reproductions de vaisseaux ont été observées par ce physiologiste à la suite des oblitérations artificielles des canaux excréteurs.

Le sang de la veine-porte arrivait donc dans le foie au moment où l'animal a été examiné; il était alors impossible de rien conclure quant à la sécrétion de la bile et la fonction glycogénique.

Le deuxième chien fut sacrifié comme le précédent par la section du bulbe rachidien : la veine-porte offrait, dans une étendue de 0^{m}27, l'aspect d'un cordon fibreux blanchâtre; le vaisseau paraissait complétement oblitéré; *il existait un cul-de-sac manifeste. La vésicule biliaire était remplie de bile, et le tissu du foie, soumis à l'analyse, offrait une très-grande quantité de sucre.*

Je dis que l'oblitération semblait complète. Cependant, le lendemain, M. Claude Bernard fit de nouvelles recherches, et, exerçant à l'aide d'un stylet presque capillaire une pression sur le fond du cul-de-sac, il parvint à le faire passer au-delà de l'obstacle.

Il était évident qu'une ouverture aussi étroite, puisqu'elle avait échappé à un premier examen, quoique très-attentif, ne pouvait laisser pénétrer une quantité de sang suffisante pour impliquer la continuation de la sécrétion. Bien que cette expérience fût très-concluante, il était nécessaire, pour faire disparaître tous les doutes, de vérifier les oblitérations obtenues chez les autres animaux, non plus en se servant d'un stylet qui par sa ténuité extrême et par une pression trop forte pouvait avoir perforé le point oblitéré, mais à l'aide d'injections fines et pénétrantes. C'est ce qui fut fait.

Chez les deux autres chiens, où l'oblitération avait été obtenue depuis la même époque, on fit une injection très-fine par la veine mésaraïque supérieure ; l'injection fut arrêtée brusquement au milieu de l'oblitération, et on n'y observa pas la moindre trace au-delà.

Chez ces deux animaux, la sécrétion biliaire n'avait nullement été influencée, et la sécrétion du sucre n'avait subi aucune modification. M. Leconte, professeur agrégé à la Faculté de Médecine de Paris, et préparateur de M. Claude Bernard, fit immédiatement l'analyse du foie de ces deux chiens, et il y trouva la proportion normale de sucre, c'est-à-dire une quantité égale à celle que l'on rencontre dans le foie des animaux dont la veine-porte n'a subi aucune modification.

Analysons actuellement ces diverses expériences, et voyons quelles sont les conséquences que nous pouvons en tirer en faveur ou contre la fonction glycogénique du foie.

Dans une première expérience, où j'ai observé une inflammation très-prononcée de la veine-porte, inflammation qui avait occasionné la formation d'abcès dans tout le tissu du foie, *il n'existait pas de sucre dans son tissu,* car le liquide provenant de la décoction ne précipitait pas la liqueur de Barreswill. Or, dans sa huitième leçon, faite au collège de France, p. 180, M. Claude Bernard s'exprime ainsi : « Sous l'influence d'un état morbide, mais particulièrement sous l'influence d'un état fébrile aigu, le sucre n'est » plus sécrété par le foie et l'on n'en retrouve plus dans son tissu. »

Dans la deuxième expérience, une partie du foie seulement était abcédée, le reste de l'organe paraissait sain. La décoction produite par la partie malade ne précipita pas la liqueur de Barreswill; l'autre, au contraire, donna un précipité très-abondant. Ne trouve-t-on donc pas dans cette affection aiguë, mais localisée, un fait analogue à ce que M. Bernard a observé dans les cas où des kystes, des hydatides ou des tumeurs de diverses natures se montrent dans le tissu du foie ?

« D'autres altérations du foie, des kystes, des hydatides, des tu-
» meurs de diverses natures, n'ont d'autre effet que de diminuer la
» masse de la substance fondamentale du foie; car à côté de ces
» lésions on trouve des parties saines présentant du sucre dans
» des proportions ordinaires (¹). »

Dans la troisième expérience, *où depuis trente-quatre jours la
veine-porte était oblitérée,* et où par conséquent les matières absorbées dans l'intestin ne pouvaient plus arriver au foie, *la décoction obtenue immédiatement après la mort donna un précipité
très-abondant d'oxyde de cuivre; donc, le foie contenait du sucre.*

Ce fait ne démontre-t-il pas de la manière la plus péremptoire
combien la sécrétion du sucre est indépendante de l'alimentation,
et ne justifie-t-elle pas dès lors l'assertion de M. Claude Bernard?

Que devient après cela ,la doctrine physiologique par laquelle
on a cherché à démontrer que le foie était un réservoir, un maga-
sin où le sucre provenant de la transformation des matières féculentes, et à leur défaut de la viande, car on a admis qu'elle contenait ce produit, viendrait se déposer dans le tissu de cette glande
par l'intermédiaire des veines mésaraïques et de la veine-porte?

Mais si ces faits établissent d'une manière incontestable la propriété qu'a le foie de faire du sucre, ils se trouveront en désaccord
avec ceux qui ont pour but de prouver que le sucre est produit
*par les matières azotées neutres que les veines mésaraïques et la
veine-porte introduisent dans cet organe.*

M. Claude Bernard, dans le but de déterminer à l'aide de quelles
substances se forme le sucre hépatique, a soumis des chiens à une
alimentation tantôt exclusivement azotée, tantôt exclusivement
féculente.

Expériences faites avec l'alimentation azotée. — Un chien adulte
fut mis à une abstinence absolue pendant quatre jours. Après ce
laps de temps, l'animal prit pendant six jours 370 grammes d'eau
tiède, contenant en dissolution 20 grammes de gélatine dite alimentaire; une heure après son dernier repas, l'animal fut sacrifié
par strangulation. A l'autopsie, M. Bernard constata que la décoction de foie donnait beaucoup de sucre, car elle fournissait
1,33 0/0 de tissu hépatique.

(¹) *Journal des progrès des sciences médicales,* p. 126 et 127.

Un autre chien, nourri avec des pieds de mouton pendant trois jours, fut tué; le tissu du foie contenait 1,65 0,0 de sucre.

M. Bernard conclut que le sucre se forme aux dépens de la matière azotée chez les carnivores qui ne se nourrissent que de substances albuminoïdes, et qu'il est le résultat de l'action physiologique du foie sur ces principes.

Expériences faites avec l'alimentation féculente. — Un chien fut soumis à l'abstinence absolue pendant quatre jours. Puis, pendant six jours, il prit 270 grammes d'eau ordinaire, contenant en suspension 20 grammes de fécule incomplétement hydratée. A l'autopsie, on trouva 1,25 0/0 de sucre.

Chez un deuxième chien, qui prit pendant trois jours une pâtée composée de pommes de terre broyées avec de l'amidon, du sucre et de l'eau, le foie contenait 1,88 0/0 de sucre.

Dans ces expériences sur l'alimentation féculente ou sucrée, on devait naturellement s'attendre à trouver une plus grande proportion de sucre dans le foie; au lieu de cela on trouve, dit M. Bernard, « qu'il n'y en a pas une plus grande quantité après l'ingestion de ces substances dans l'intestin. Les chiffres 1,25, 1,88 0/0 ne diffèrent pas en réalité de ceux indiqués pour la gélatine et de ceux trouvés ailleurs pour des alimentations mixtes (¹). »

Ces expériences démontrent bien, en effet, que c'est aux dépens des matières albuminoïdes que se forme le sucre hépatique; mais dans le cas d'une alimentation exclusivement féculente, on ne peut admettre que ce soient ces matières albuminoïdes qui le produisent, puisque l'animal n'en absorbe pas pendant la digestion. Ce sont alors les matières albuminoïdes du sang, albumine, fibrine, etc., qui ont donné naissance à ce produit. Mais dans l'oblitération complète de la veine-porte, la fonction glycogénique a toujours persisté, et cependant le foie *ne recevait d'autre sang que celui qui provenait de l'artère hépatique. On est donc rigoureusement amené à conclure que c'est le sang artériel qui donne naissance au sucre hépatique,* et que sa sécrétion, comme celle de la bile, rentre dans cette loi générale :

Toutes les sécrétions puisent dans le sang artériel les matériaux qui servent à les former.

(¹) Cl. Bernard, *Leçons de Physiologie,* p. 139, 140, 142, 143, 144.

Après avoir fait connaître les résultats de mes expériences, je dois, avant d'étudier le rôle de la veine-porte dans la nutrition du foie, insister sur quelques particularités qui ont une grande importance.

Et d'abord, une première question se présente :

Est-on toujours sûr d'amener l'oblitération de la veine-porte lorsqu'on applique autour d'elle une ligature de manière à ne pas interrompre brusquement la circulation?

Pendant longtemps on a pensé et Bichat lui-même avait déclaré que la ligature de cette veine rendait impossible le maintien de la vie. Mes premières expériences semblèrent confirmer cette opinion; cependant, les modifications que j'ai apportées au procédé opératoire m'ont permis de réaliser ce double résultat :

1° Oblitération de la veine ;

2° Maintien de la vie et de la santé.

Ce n'est pourtant que dans six cas sur douze que ces résultats ont été complets. D'où cela vient-il? C'est sur ce point que je veux insister, afin de mettre à même ceux qui seraient tentés de répéter mes expériences, de ne pas tâtonner autant que je l'ai fait avant d'arriver à une solution heureuse.

Mes trois premières expériences ont été faites pendant l'hiver. La quatrième et la cinquième, où le résultat a été complet, ont été faites à la même époque; mais pensant que la température pouvait avoir quelque influence sur le succès de l'opération, j'eus le soin de placer les deux chiens dans un appartement très-chaud et d'y maintenir toujours à peu près la même température. Les dernières ont été faites pendant les fortes chaleurs de l'été. La première et la dernière de la troisième série furent exécutées le même jour (8 juin). Pendant les trois premiers jours, les deux chiens furent à peu près dans les mêmes conditions; l'un d'eux sortit pendant la nuit et resta exposé à l'air dans une cour très-humide, et dès lors le résultat fut compromis. *Je suis donc convaincu que pour réussir, il faut avant tout soumettre les animaux à une température élevée, et les soustraire à toutes les variations atmosphériques. En deuxième lieu, il faut choisir des chiens jeunes; c'est même une condition importante du succès.*

3° Il faut faire l'expérience rapidement et éviter autant que possible qu'il s'épanche du sang ou d'autres liquides dans la cavité abdominale;

4° Enfin, il faut avoir soin, lorsqu'on place la ligature autour de la veine, de ne pas trop presser sur sa paroi, afin que la circulation ne soit que peu ou même point troublée dès le début de l'expérience.

Quelle a été la cause de la mort dans les cas où j'ai essayé de produire l'oblitération de la veine?

On pourrait croire que la présence d'une ligature dans la cavité abdominale, doit amener nécessairement le développement d'une péritonite, et par suite la mort. Or, dans mes expériences, une fois seulement j'ai pu attribuer la mort de l'animal à l'inflammation du péritoine. On sait parfaitement, du reste, que l'on peut, lorsqu'on crée des fistules biliaires, placer autour du canal cholédoque un fil qui reste dans le ventre sans déterminer d'accidents inflammatoires mortels, mais, ce qui est plus à redouter, la phlébite de la veine-porte, qui, lorsqu'elle ne se localise pas, entraîne la formation d'abcès dans le foie. Lorsque cette phlébite se localise, au contraire, dans le point où la ligature est appliquée, elle contribue puissamment à produire l'oblitération du vaisseau.

CHAPITRE IV.

DU RÔLE DE LA VEINE-PORTE DANS LA NUTRITION DU FOIE.

La veine-porte sert-elle à la nutrition du foie?

On regarde la veine-porte comme un vaisseau mixte, qui ressemble à la fois, par sa constitution et ses propriétés, 1° aux veines, 2° aux artères,

1° *Aux veines,* car elle reçoit du sang qui après avoir traversé le système capillaire, lui arrive chargé de matériaux usés, qui doivent de nouveau subir l'hématose;

2° *Aux artères,* car l'absorption y introduit à chaque instant des substances nouvelles provenant de la transformation des aliments.

Il y a donc dans la veine-porte, à côté de matériaux usés, impropres à l'entretien de la vie, des substances qui vont au contraire servir à la renouveler dans les organes où elles se déposeront.

Nous avons dit déjà que, d'après les recherches de M. Jules Béclard, les quantités d'albumine et de globules contenues dans la veine-porte variaient suivant qu'on les analysait au commencement ou à la fin de la digestion. Au commencement, il y a plus d'albumine et moins de globules; à la fin, c'est le contraire. Il y a donc eu dans les vaisseaux eux-mêmes une transformation de la première de ces substances, transformation qui a eu pour conséquence d'augmenter le nombre des globules.

Si l'on suit actuellement les diverses substances dans le foie, ou mieux si l'on cherche ce qu'elles sont devenues dans cet organe, on voit qu'il n'en existe plus. Dans un Mémoire présenté à l'Académie des Sciences, et dans lequel il relate les détails d'analyses faites sur les organes de la veine-porte et des veines sus-hépatiques, M. Lehman arrive à ces conclusions :

1° Le sang de la veine-porte contient de la fibrine, le sang des veines sus-hépatiques au contraire, soigneusement recueilli et sans mélange, ne contient pas de fibrine; donc, cette matière disparaît presque en totalité dans le foie.

2 Des analyses très-soignées et comparatives, entre le sang de la veine-porte et celui des veines sus-hépatiques, ont prouvé à M. Leh-

man qu'une quantité remarquable d'albumine disparaît aussi dans le foie.

3° Le fer disparaît également en grande partie.

Que l'on songe actuellement aux résultats de l'oblitération de la veine-porte, et il sera rationnel d'admettre *que le foie s'approprie pour sa propre nutrition les éléments que le sang de cette veine lui abandonne en le traversant.*

Dans tous les cas où j'ai obtenu des oblitérations complètes, j'ai observé deux faits qui sont constants : 1° la décoloration ; 2° une diminution sensible dans le volume du foie. Chez l'homme, on a de plus observé cette altération, connue sous le nom de *cirrhose.* Or, la décoloration, l'atrophie, et enfin le changement dans la nature du tissu d'un organe, ne sont-ils pas des signes qui indiquent un trouble dans la nutrition ?

Je suis donc porté à admettre que la veine-porte constitue le principal vaisseau nourricier du foie.

Sortant du domaine de la physiologie, on peut se demander si cette expérience, par laquelle on amène lentement l'oblitération d'une veine aussi considérable, ne peut avoir des applications utiles à la chirurgie, et si, imitant ce que j'ai fait sur les animaux, il ne serait pas possible, par exemple, d'amener la guérison des varices par ce procédé opératoire? Dans quelques circonstances où l'on a à traiter des anévrysmes, l'interruption brusque de la circulation peut occasionner un sphacèle général ou partiel d'un membre. N'y aura-t-il pas lieu dans les cas de ce genre, lorsque les conditions anatomiques rendront difficile le rétablissement prompt d'une circulation anastomotique suffisante, d'avoir recours à ces ligatures temporaires qui permettent à cette circulation collatérale de s'établir avant que le sang ait cessé de couler dans le tronc principal?

Arrivé au terme de ce travail, je ne me dissimule pas qu'il renferme des lacunes et qu'il fait surgir bien des questions nouvelles. N'est-il pas en effet naturel de se demander :

1° Quelles sont exactement les voies anastomotiques veineuses qui s'établissent après l'oblitération complète de la veine-porte?

2° Que deviennent les ramifications de ce vaisseau dans le foie après l'oblitération du tronc principal?

3° Quelles sont les modifications qu'elles offrent dans leurs rapports avec l'artère et les cellules hépatiques?

4° Si la sécrétion de la bile continuant à se faire, n'a pas subi des oscillations dignes d'être notées, et si des fistules biliaires faites en même temps que l'oblitération du vaisseau ne pourront pas conduire à la solution de cette question?

5° Si, la veine étant fermée, la décoction du tissu du foie offrira cette *teinte blanchâtre laiteuse* que M. Claude Bernard a signalée chez les animaux nourris exclusivement avec des matières féculentes, et qui lui a fait considérer le foie comme possédant cette autre fonction qui consiste à transformer en une matière grasse spéciale le sucre qui provient de la digestion des fécules?

6° Si la piqûre du bulbe rachidien produira chez les animaux dont la veine-porte est oblitérée le diabetès artificiel, qu'elle amène chez ceux dont les conditions anatomiques n'ont pas été changées dans le foie?

Mais toutes ces questions, dont on ne saurait contester l'intérêt, nécessitent des recherches nombreuses, et feront l'objet d'un nouveau travail pour lequel j'ai déja réuni quelques matériaux.

CONCLUSIONS.

1° La veine-porte joue un rôle important dans l'absorption, car c'est par elle que l'albuminose et le glycose résultant de la transformation des matières féculentes et albuminoïdes arrivent dans l'organisme.

2° Cette veine peut être oblitérée sans que la vie soit compromise, et alors ces substances pénètrent par des voies anastomotiques dont j'ai parlé dans mon Mémoire.

3° Malgré l'oblitération de la veine-porte, et bien qu'aucun vaisseau anastomotique ne la remplace, *la sécrétion biliaire continue.* Or, dans ces conditions le foie ne recevant d'autre sang que celui qui provient de l'artère hépatique, il est évident que cette sécrétion, comme toutes les autres, puise ses matériaux dans le sang artériel.

4° La sécrétion du sucre par le foie persistant malgré l'oblitération complète, on est obligé de reconnaître que la production de la matière sucrée est, comme l'a établi M. Claude Bernard, une sécrétion propre du foie et complétement indépendante de l'alimentation.

5° L'expérience démontre que le sucre hépatique provient des matières albuminoïdes. Or, pendant l'abstinence, c'est aux dépens des substances albuminoïdes *du sang* qu'il se forme.

6° La sécrétion continuant malgré l'oblitération, n'est-on pas conduit à penser que c'est, dans ce cas, le sang de l'artère hépatique qui fournit au foie les matériaux de cette sécrétion?

7° Enfin, la décoloration, l'atrophie et les changements dans la texture du foie qui surviennent à la suite de l'oblitération, semblent prouver que la veine-porte est le principal vaisseau nourrissier du foie, tandis que l'artère servirait d'une manière presque exclusive aux sécrétions qui s'y accomplissent.

CHAPITRE V.

LES OBSERVATIONS RECUEILLIES CHEZ L'HOMME CONFIRMENT-ELLES
LES CONCLUSIONS PRÉCÉDENTES QUI DÉCOULENT DES EXPÉRIENCES
PRATIQUÉES SUR LES ANIMAUX ?

La réponse à cette question se trouve dans un mémoire important *(Observations et Recherches sur les oblitérations de la veine-porte)* publié dans le *Journal de Médecine de Bordeaux*, 1856, p. 1, 61, 132, par M. Gintrac, directeur de l'École de médecine de la même ville. Ce travail renferme l'histoire de tous les cas d'oblitération épars dans la science. Ils s'élèvent au nombre de trente-quatre, parmi lesquels six ont été observés à la clinique médicale de l'hôpital Saint-André. Je rapporterai ces derniers dans toute leur étendue et tels que l'auteur lui-même les a fait connaître. Je prendrai parmi les autres ceux qui se rattachent d'une manière plus directe à la question dont je m'occupe, me contentant de les indiquer d'une manière abrégée.

Trois observations ont été publiées par M. Reynaud *(Journal hebdomadaire*, 1829, t. XIV, p. 152 et 160). — Dans la première, il s'agit d'un homme de cinquante ans qui avait subi deux fois l'opération de la paracenthèse, et qui offrit à la nécropsie une oblitération presque complète de la veine-porte par un caillot composé de deux couches. La plus externe, très-dense, adhérait à la membrane interne, qui était épaissie, rugueuse et injectée. Le tronc des veines mésaraïque et splénique était oblitéré par un caillot fibrineux. Les veines sous-péritonéales diaphragmatiques et intercostales étaient dilatées et flexueuses. *Le foie n'avait pas les dimensions ordinaires.*

IIᵉ OBSERVATION.

Un individu, âgé de quarante-huit ans, malade depuis un an, ayant eu des douleurs dans les hypochondres, des coliques, une ascite, une anasarque, de la diarrhée, etc., *présentait de chaque côté du tronc des veines superficielles et saillantes, se portant de l'aine vers l'aisselle.* Les veines du mésentère étaient élargies et flexueuses. L'une d'elles se trouvait obstruée par un caillot dense et fort adhérent, qui se continuait dans la veine-porte, mais sans l'oblitérer complétement. Le foie était granuleux. M. Reynaud ne dit pas dans quel état se trouvait la sécrétion biliaire.

IIIe Observation.

Chez un autre malade, le même observateur trouva le foie granuleux et comme raccorni. La veine-porte était entièrement remplie par une substance cellulo-vasculaire, très-adhérente aux parois, constituée par un caillot ancien et organisé.

IVe Observation,

Recueillie par M. RAIKEM, professeur à la Faculté de médecine de Liége.

Un cloutier, âgé de cinquante-sept ans, avait eu, en 1808, des fièvres intermittentes, et conservait depuis cette époque un développement marqué de l'abdomen. Il était survenu depuis quelque temps de la diarrhée, des coliques, une ascite, de l'œdème aux membres inférieurs, etc. Il mourut en juillet 1848. — *Nécropsie.* — Sérosité infiltrée dans le tissu cellulaire et épanchée dans l'abdomen, épiploon et mésentère chargés de graisse, intestins hypérémiés, infiltrés, hypertrophiés, tapissés par une couche de sang liquide; veines mésentériques très-dilatées et gorgées de sang; *veine-porte entièrement oblitérée par des concrétions adhérentes aux parois*, molles et d'un blanc rougeâtre, formée par de la fibrine stratifiée et mêlée de caillots récents. Membrane interne de cette veine épaissie et encroûtée de vingt lamelles dures de nature osseuse. *Foie atrophié. Vésicule à parois épaisses et opaques contenant une bile séreuse jaunâtre orangé.* Tronc de l'artère hépatique ayant trois lignes de diamètre, ne contenant pas de sang coagulé. *(Observations, réflexions et aperçus sur quelques affections morbides de la veine-porte. — Mémoire de l'Académie royale de Belgique, 1845.)*

Ve Observation.

On trouve dans *la Gazette des Hôpitaux* (1848, p. 420), un bel exemple d'ossification de la veine-porte, rapporté par M. Frisson, d'Orléans. Le malade, âgé de cinquante ans, faible et lymphatique, avait eu des fièvres intermittentes. — *Il fut atteint d'ictère, de vomissements abondants d'une bile épaisse*, de dyspnée, de diarrhée, d'ascite. Les veines superficielles de l'abdomen étaient très-saillantes, surtout à droite.

Nécropsie. — Pseudo-membranes dans les plèvres; sérosité trouble et avec flocons albumineux dans le péritoine, qui est lie de vin ; adhérences mutuelles de plusieurs anses intestinale ; ganglions mésentériques engorgés ; *veines de l'abdomen dilatées flexueuses,* remplies en certains points de caillots denses ; muqueuse gastro-intestinale épaissie et d'un rouge livide ; rate très-volumineuse ; *foie petit, dur, couvert d'une fausse membrane ; 90 grammes de bile dans la vésicule ; veine-porte complétement ossifiée dans son pourtour,* formant une sorte d'étui exactement rempli par une matière rouge et dure qui se continue avec des caillots demi-solides

Les six observations suivantes ont été recueillies à la clinique de M. Gintrac. Je les rapporte telles qu'elles sont consignées dans *le Journal de Médecine de Bordeaux,* 1856, p. 15 et 61

Ire OBSERVATION.

Affection organique du cœur ; aortite ; ascite ; atrophie du foie ; ossification et oblitération de la veine-porte.

Dominique Pierron, âgé de quarante-cinq ans, de Juville, département de la Meurthe, de haute stature, d'une constitution forte, d'un tempérament lymphatico-sanguin, avec prédominance nerveuse, ayant été longtemps militaire, retiré du service depuis deux ans, était employé comme manœuvre dans les travaux de maçonnerie.

Les fatigues de la guerre avaient depuis sept ans altéré sa santé. Sujet à des palpitations de cœur, à de la gêne dans la respiration, il était entré à l'hôpital du Gros-Caillou avec un commencement d'ascite. Traité par l'application des ventouses scarifiées et des sangsues sur l'abdomen, et par l'emploi des purgatifs, il se trouva mieux, mais demeura plus ou moins souffrant. Depuis deux ans, la dyspnée, les battements de cœur, la tuméfaction du ventre, et l'œdème des membres inférieurs, l'obligèrent à cesser tout travail et à demander les secours de l'art. On lui fit une saignée du bras ; on lui donna quelques purgatifs. Il n'en éprouva aucun soulagement.

Admis le 10 juin 1842 à l'hôpital Saint-André, il présentait les symptômes suivants :

Il avait la respiration très-gênée, surtout dès qu'il marchait. Les battements du cœur étaient énergiques, tumultueux, avec un bruit de souffle assez distinct ; et sur la région sternale on entendait un léger bruit de râpe. Les battements des carotides étaient également un peu sonores. Le pouls était calme, mais plein ; l'abdomen distendu ; au niveau de la région ombilicale, il avait 97 centimètres de circonférence ; météorisé au centre, il présentait de la matité sur les côtés. Celle-ci se prononçait en bas lorsque le malade se tenait debout. La fluctuation était manifeste. La langue était sèche, rouge sur les bords et à la pointe, couverte au milieu d'un enduit brunâtre. Les gencives étaient saignantes, mais non livides ; il y avait de la soif, de l'anorexie, de la céphalalgie, et parfois des éblouissements et quelques épistaxis. Une saignée du bras de 400 grammes fut pratiquée (caillot mou, non couenneux). Je prescrivis pendant plusieurs jours la tisane de chiendent nitrée, la digitale, la scammonée, la crème de tartre, puis le suc de sureau. Les symptômes s'amendèrent. Le 30 juin, le malade se sentant de l'appétit, se fit porter de dehors une assez grande quantité d'aliments. Son état s'aggrava, la distension du ventre augmenta, l'œdème s'étendit, le pouls s'affaiblit malgré l'emploi des toniques ; la mort arriva le 8 août.

Nécropsie. — Infiltration générale.

Thorax. — Épanchement séreux peu abondant dans chaque plèvre, qui ne présente aucune trace d'inflammation.

Poumons engoués, rougeâtres, surnageant dans l'eau.

Le cœur est volumineux. Son étendue, de la base au sommet, est de 14 centimètres, et dans le sens transversal de 11. Les parois du ventricule droit sont très-minces ; l'intérieur de cette cavité, de l'oreillette, et de l'artère pulmonaire, a une teinte rouge violacée. La cloison interventriculaire a deux centimètres d'épaisseur. Les parois du ventricule gauche ont la même épaisseur ; elles sont fermes, rougeâtres ; les colonnes charnues y sont très-développées.

L'aorte présente à son origine, et dans une étendue d'un décimètre environ, une lésion assez notable ; sa face interne, d'une teinte rougeâtre violacée, est parsemée de plaques blanchâtres, arrondies, saillantes, de consistance cartilagineuse, et de quelques autres plaques d'un rouge assez foncé, moins denses, et assez analogues, pour l'aspect, à une affection pustuleuse.

Abdomen. — Le péritoine contient à peu près 2 kilogrammes de sérosité limpide. Cette membrane n'est nullement enflammée.

Le foie est pâle, plus petit que dans l'état normal, comme ratatiné. Sa surface est mamelonnée, d'une couleur blanchâtre. Divisé dans le sens de sa longueur, sa séparation en deux lobes est rendue très-sensible par un tissu blanchâtre qui forme une large ligne de démarcation. Le tissu de cet organe offre des points d'un rouge brun.

La vésicule biliaire contient une quantité moyenne d'un liquide jaune peu épais. Les canaux biliaires n'ont aucune disposition anormale.

La veine-porte, au-dessus du point de jonction des veines splénique et mésentérique supérieure, présente une altération assez curieuse. D'abord, elle est remplie par un *caillot qui paraît fort ancien,* et adhère à la membrane interne; il a une couleur noirâtre foncée et est assez ferme. *Les parois de la veine-porte dans le même lieu présentent plusieurs lames osseuses.* Il y en a trois principales; leur longueur est de 1 à 2 centimètres, leur épaisseur varie de 1 à 2 millimètres; leur forme est irrégulière; l'une d'elles présente un prolongement bicorne; elles sont la plupart anguleuses. Elles sont placées entre les membranes interne et moyenne de la veine, y sont enchâssées, mais peu adhérentes.

Toutes les veines de l'abdomen qui aboutissent à ce vaisseau sont gorgées de sang et variqueuses.

La rate est allongée, comme marbrée et blanchâtre à l'extérieur, d'un rouge foncé à l'intérieur.

La muqueuse gastrique a une teinte brunâtre.

L'iléon, près de sa terminaison, offre de la rougeur.

Les ganglions mésentériques sont un peu développés.

IIᵉ OBSERVATION.

Ascite; cirrhose du foie; veine-porte obstruée par un caillot formé de plusieurs couches.

Jean Deyron, âgé de soixante-huit ans, né au Barp, et domicilié à Biganos, département de la Gironde, meunier, d'une constitution faible, d'une petite stature, ayant eu à plusieurs reprises des fièvres intermittentes, était sujet à des palpitations de cœur. Celles-ci, il y a quatre mois, devinrent plus intenses, surtout par la moindre fatigue. Bientôt après, l'abdomen se tuméfia, les jambes s'œdématièrent, l'appétit devint nul; les selles étaient tantôt liquides et fréquentes, tantôt rares et solides.

Entré le 19 avril 1844 à l'hôpital Saint-André, il était amaigri, pâle; son pouls, petit, régulier, peu fréquent. Il avait de l'oppression. Les battements de cœur étaient forts, étendus, mais réguliers et sans bruit anormal. Le thorax percuté présentait de la matité inférieurement des deux côtés, mais principalement à gauche. Le bruit respiratoire s'entendait assez bien. Il y avait de l'inappétence, sécheresse de la bouche, soif. L'abdomen était très-volumineux, indolent, météorisé et sonore à l'épigastre dans le décubitus dorsal; mat et très-fluctuant partout ailleurs. Aucun des viscères abdominaux ne faisait de saillie, ou ne pouvait être distingué à travers les parois. Point de selles depuis quelques jours, urines rares, douleurs lombaires, œdème des membres inférieurs.

Ce malade vécut encore un mois. Deux fois la paracenthèse fut pratiquée; elle ne produisit qu'un soulagement momentané.

La nécropsie eut lieu le 20 mai.

La maigreur était considérable, la raideur cadavérique assez prononcée.

Les poumons avaient perdu de leur volume, étant refoulés en haut, mais leur tissu était sain.

Le cœur, peu volumineux, n'offrait rien d'anormal. Le péricarde renfermait une petite quantité de sérosité sanguinolente.

La cavité abdominale, distendue par la sérosité, était très-vaste. Le péritoine avait une teinte légèrement grisâtre.

Le foie, très-petit, n'avait que 23 centimètres de longueur sur 14 de devant en arrière. Sa couleur était jaunâtre, son tissu un peu mou, surtout vers sa périphérie; la vésicule biliaire dans l'état ordinaire.

La veine-porte hépatique était oblitérée dans toute son etendue par un caillot fibrineux considérable, formé de couches concentriques. Les plus extérieures étaient décolorées et très-denses; à l'intérieur, elles avaient la couleur noirâtre d'un sang plus récemment coagulé. Ce coagulum paraissait prendre son origine au confluent des veines qui se réunissent sous le foie; les mésentériques étaient très-développées.

Les parois de la veine-cave étaient épaisses, mais d'une couleur naturelle.

L'aorte abdominale offrait deux petites taches noirâtres, de 2 à 3 millimètres de diamètre. L'artère splénique était très-large.

La rate, peu volumineuse, avait un aspect comme marbré à l'extérieur, et offrait à l'intérieur les apparences de l'organisation du foie.

Les reins, ayant leur surface extérieure un peu inégale, étaient sains à l'intérieur.

Les autres viscères n'offraient rien de remarquable.

IIIᵉ Observation.

Ascite; cirrhose du foie; oblitération complète de la veine-porte par un caillot consistant.

Jeanne Dudon, âgée de quarante-sept ans, de Trensac (Landes), veuve, ayant eu trois enfants, douée d'une constitution assez bonne, d'un tempérament sanguin, a été habituée dès son enfance à travailler la terre. Menstruée à l'âge de vingt ans, elle ne l'est pas depuis quelques mois. Atteinte de fièvres intermittentes à diverses reprises, elle a rarement fait usage de quinine. Dans le mois de juillet 1846, cette femme a ressenti des douleurs peu vives et non continues dans les côtés de l'abdomen, s'étendant en avant des flancs aux hypochondres et en arrière jusqu'aux lombes; elle éprouvait une forte chaleur à l'hypogastre lors de l'émission des urines, qui étaient rares; elle avait une fièvre peu intense, mais continue, avec paroxysmes marqués par un sentiment de froid aux pieds. Le ventre s'était distendu, et les membres inférieurs étaient œdémateux. Il y avait environ un mois que cet état existait lorsque la malade entra, le 1ᵉʳ septembre 1846, dans le service de la clinique interne.

Elle avait la peau fraîche, le pouls petit et fréquent, facile à déprimer; la face présentait une teinte jaunâtre, terreuse; la sclérotique conservait son état normal. Langue un peu rouge, jaunâtre, humide; appétit; bouche sèche et amère. Abdomen distendu, formant une tumeur arrondie, très-saillante, soulevant l'ombilic, et recouverte de téguments très-amincis et presque transparents. La percussion, sonore à l'épigastre, donne un son mat dans presque toute l'étendue de l'abdomen. La fluctuation est très-manifeste. La circonférence du ventre est de 104 centimètres. Les veines des parois sont très-développées. L'urine est rare et un peu rouge. Les selles sont peu consistantes. L'œdème est considérable aux membres inférieurs, et se propage jusqu'au tronc. (Tisane de chiendent nitrée, potion avec oximel scillitique, 2 grammes, et sirop de Nerprun, 15 grammes.)

Du 2 au 5, les évacuations alvines sont assez copieuses et liquides. Le 6, l'opération de la paracenthèse est pratiquée, et donne issue à une grande quantité d'un liquide séreux, jaunâtre, un peu trouble. La palpation de l'abdomen ne fait reconnaître aucun développement anormal du foie. La rate paraît volumineuse.

Peu de jours après, le ventre se distend de nouveau; l'œdème des membres inférieurs fait des progrès. Le 9, une large ecchymose s'étend de l'aine gauche au pubis. (Digitale, scille, scammonée, ãã 0,20.) Le même état continue jusqu'au 17; alors, le ventre s'est de nouveau rempli de beaucoup de sérosité. Le 21, la ponction est pratiquée une seconde fois. Du 22 au 28, l'état s'aggrave de plus en plus, et la mort arrive le 29.

Nécropsie. — Aucune altération dans les organes circulatoires et respiratoires.

L'abdomen contient beaucoup de liquide de couleur citrine. Le péritoine n'est pas enflammé; sa surface est lisse et blanche. La muqueuse de l'estomac est saine, mais présente une légère rougeur vers la grande courbure. Les intestins offrent des arborisations partielles et multipliées.

Le foie est petit; il n'a que 24 centimètres dans sa plus grande longueur, 11 de devant en arrière, et 4 en épaisseur. Sa surface est mamelonnée. Son tissu est dense, d'une couleur jaune fauve. La vésicule biliaire est à l'état normal et contient de la bile. La veine-porte est entièrement oblitérée par un caillot comme moulé dans sa cavité; ce caillot est fibrineux, consistant, compact, et il résiste à la distension; on ne peut que difficilement le déchirer; il est évidemment ancien.

La rate est assez développée. Les reins sont à l'état normal.

IVᵉ Observation.

Ascite; cirrhose du foie; veine-porte oblitérée par une matière pulpeuse.

Arnaud Fauquet, âgé de quarante-cinq ans, natif de Béliet (Gironde), domicilié dans le canton de La Brède, exerçait la profession de pâtre. La région dorsale de ses mains présentait un épiderme fin et gercé comme chez ceux qui ont été atteints de pellagre. Il se nourrissait de pain de seigle, de pâtes de maïs et de millet, et buvait de l'eau de mauvaise qualité. Il avait éprouvé des accès irréguliers de fièvre intermittente contre lesquels le sulfate de quinine n'avait point été employé.

A la fin de septembre 1846, Fauquet fut atteint de douleurs dans les lombes, qui gênaient beaucoup la marche et les mouvements du tronc. Les douleurs durèrent deux mois. Pendant ce temps il pouvait encore sortir et travailler. Les urines étaient épaisses et abondantes. En novembre, un œdème commença aux pieds et s'étendit aux jambes; le mois suivant, l'abdomen augmenta rapidement de volume. Cet état dura huit jours; puis, subitement et spontanément, le ventre s'affaissa. Dans le mois d'avril 1847, l'œdème, qui avait considérablement diminué, reparut, et le ventre se distendit de nouveau.

Admis à la clinique le 20 mai suivant, le malade offrait une coloration assez naturelle de la face; les membres supérieurs étaient amaigris, les inférieurs œdémateux dans toute leur étendue. La langue était sèche, fendillée à sa base, rouge principalement sur les bords; il y avait de l'inappétence, peu de soif, point de nausées. Le ventre, uniformément distendu, mesurait 107 centimètres de circonférence. Les veines sous-cutanées des parois abdominales étaient très-apparentes. La percussion donnait un son clair autour de l'ombilic et à l'hypochondre gauche, mat dans les autres régions de l'abdomen. La fluctuation d'un liquide était évidente. L'urine, assez abondante, ne donnait point de précipité par l'acide nitrique.

La toux était rare; elle provoquait l'expectoration de quelques crachats muqueux et jaunâtres. La respiration était peu gênée. La percussion thoracique donnait un son clair de chaque côté jusqu'au cinquième espace intercostal. La matité commençait en ce point. La respiration était bronchique au sommet des deux poumons, obscure sur les côtés. On distinguait du râle muqueux en arrière. Les battements du cœur n'étaient pas précipités. Les deux bruits étaient distincts et séparés par un intervalle très-sensible. Le second temps s'accompagnait d'un bruit de souffle, surtout marqué depuis le mamelon gauche jusqu'à la ligne médiane du sternum. Le pouls était dur, régulier, et donnait 70.

Du 22 mai au 6 juin, l'état de Fauquet varia peu. Ce malade prit habituellement de la digitale, de la scille et de la scammonée, qui provoquaient de deux à quatre selles par jour et un flux d'urine assez abondant. Néanmoins, la distension de l'abdomen fit des progrès; l'œdème des membres inférieurs devint considérable.

Le 11, la paracenthèse fut exécutée. Dès le lendemain, le ventre avait recommencé à se tuméfier. Aucun organe ne faisait de saillie spéciale ; la pression sur les diverses régions demeurait sans douleur, la diarrhée était devenue abondante.

Le 16, pouls petit, fréquent; il y a peu de dyspnée; ventre douloureux; fluctuation très-manifeste : un mètre de circonférence; diarrhée très-forte. Vers trois heures, frissons très-vifs, peau froide, pouls très accéléré et misérable; respiration de plus en plus gênée, face cadavéreuse. Mort pendant la nuit.

Nécropsie. — Flaccidité des membres, œdème des extrémités inférieures, distension considérable du ventre. Le péritoine contient une très grande quantité d'un liquide clair et de couleur citrine; mais dans les parties les plus déclives, surtout près du foie, de la rate et des reins, il est trouble et mêlé de quelques flocons albumineux. Le péritoine présente une injection générale de ses vaisseaux; la portion de cette membrane qui avait été traversée par le trocart, n'est pas plus rouge qu'ailleurs.

Le foie est petit, inégal, mamelonné à sa surface, et déformé dans son ensemble. Son tissu est dense, compact, constitué par des granulations nombreuses et conglomérées, d'une couleur jaune foncé. *La vésicule biliaire, les canaux cystique, hépatique et cholédoque, sont dans l'état normal.*

La veine-porte, au moment de se bifurquer pour entrer dans le foie, est remplie par une *substance jaune brunâtre, assez molle, pulpeuse ou pultacée, et que l'on pourrait comparer à de la matière encéphaloïde ramollie.* Toutefois, on reconnait que cette substance n'est qu'un ancien caillot sanguin dégénéré. *Il oblitère complétement toute l'étendue de la veine, et adhère à ses parois,* qui présentent un peu de rougeur.

L'estomac a une teinte brunâtre, ardoisée, surtout vers le pylore; les intestins sont injectés, les autres organes n'offrent aucune lésion notable.

Vᵉ OBSERVATION.

Ascite; cirrhose du foie; points d'ossification de la veine-porte, fausse membrane et caillots; oblitération partielle de cette veine.

Pierre Carriot, âgé de soixante-six ans, né à Coutances (Manche) domicilié à Bordeaux, manœuvre, a joui d'une assez forte constitution ; il est d'un tempérament lymphatique. Son régime ordinaire était assez bon et régulier. Il était dévenu hémorrhoïdaire depuis trois ans ; le flux sanguin, abondant pendant les deux premières années, était à peu près nul depuis un an.

Le 15 avril 1849, sans cause connue, cet individu fut pris subitement d'une rétention d'urine qui dura trois jours, et qui cessa par l'usage des cataplasmes émollients sur l'hypogastre et des tisanes diurétiques. Bientôt après, sans avoir éprouvé ni palpitations de cœur ni gêne de la respiration, les jambes, puis les cuisses, se tuméfièrent. Des douleurs très-vives avaient été ressenties dans les lombes : elles rendaient la marche très-difficile ; le ventre ne tarda pas à devenir volumineux ; le malade entra le 30 mai à l'hôpital.

L'amaigrissement et la faiblesse n'étaient pas encore considérables ; la langue était blanche, la soif peu vive ; il y avait de l'inappétence. L'abdomen, uniformément distendu, avait 95 centimètres de circonférence ; il était indolent à la pression, à peu près mat dans toute son étendue, ne donnant un son clair qu'autour de l'ombilic. La fluctuation était manifeste. Les selles étaient naturelles ; l'urine, assez abondante, donnait par l'acide nitrique un précipité blanc.

Toux légère et sèche ; battements du cœur réguliers : les deux bruits distincts ; aucun souffle anormal ; pouls 56, petit. (Scille, 0,05, scammonée, 0,50.)

Du 31 mai au 6 juin, continuation du même état et des mêmes moyens.

Le 7, on constate une légère diminution du volume de l'abdomen. (Tisane de chiendent avec acétate de potasse, et potion avec oximel scillitique.)

Le 11, l'urine dépose un sédiment formé de phosphate de chaux et de mucus. L'acide nitrique ajouté n'augmente pas le précipité, et même il le dissout. Le ventre acquiert plus de développement.

Le 12, la paracenthèse est pratiquée.

Le 13, l'écoulement du liquide permet de reconnaître un développement assez considérable de la rate. (Extrait de jusquiame 4 gr., proto-iodure de fer 0, gr. 30, pour trente pilules ; en prendre trois chaque jour.)

Dès le 15, bien que le malade se dise mieux, l'abdomen paraît se remplir encore de liquide.

Le 20, la distension est telle, qu'une deuxième ponction est jugée nécessaire.

Du 21 au 25, il survient chaque jour plusieurs évacuations diarrhéiques.

Le 26, des vomissements ont lieu.

Du 27 au 7 juillet, la diarrhée et les vomissements sont presque continuels, les forces s'anéantissent, la face est d'une extrême pâleur, le péritoine se remplit de nouveau, le pouls est à 108 et très-petit ; il y a du délire, la parole s'embarrasse, et le malade meurt.

Nécropsie. — Le 8 juillet, les poumons sont sains ; le cœur est dans l'état normal.

L'abdomen contient une grande quantité de sérosité limpide et un peu jaunâtre.

La rate a 23 centimètres de longueur, 14 de largeur et 7 d'épaisseur. Son tissu est consistant, dense, d'un rouge brunâtre. A sa surface se trouvent quelques plaques fibro-cartilagineuses, blanchâtres, dures et arrondies.

Le foie est petit, presque arrondi : il n'a que 18 centimètres transversalement, et 15 d'avant en arrière. Son tissu est dense, compact, jaunâtre dans toute son étendue. La *vésicule biliaire est développée, elle contient une assez grande quantité de bile verdâtre ;* les canaux biliaires ne présentent rien de particulier.

La veine-porte, un peu avant sa bifurcation, offre plusieurs points d'ossification ; elle est oblitérée en partie par *des caillots sanguins brunâtres assez consistants et qui paraissent être anciens.* Contre la surface interne de la veine est accolée dans une grande étendue une fausse membrane jaunâtre et résistante.

Les reins sont à l'état normal.

La muqueuse gastro-intestinale présente une injection générale.

VIe OBSERVATION.

Ascite ; péritonite, suite d'injection iodée ; oblitération de la veine-porte.

Marie Dubos, âgée de quarante-deux ans, née à Noles (Landes), mariée, ayant eu deux enfants, douée d'un tempérament lymphatique, occupée aux travaux des champs, se nourrissait de pain de seigle, de viande de porc et de poisson salé. Elle avait toujours été assez bien réglée, mais avait cessé de l'être depuis le mois de novembre 1853. A cette époque, elle eut des accès de fièvre tierce. Presque en même temps, l'abdomen, déjà volumineux depuis plusieurs années, se tuméfia, et un œdème se prononça vers les membres inférieurs. Il survint des douleurs dans le ventre et spécialement à l'épigastre. La respiration devint de plus en plus gênée, et des accès de fièvre irréguliers se manifestèrent.

État de la malade le 19 juin 1854, jour de son entrée à l'hôpital Saint-André : Face pâle, d'un jaune terreux ; amaigrissement général ; développement notable de l'abdomen, qui donne à l'épigastre et à la partie supérieure de l'hypochondre gauche un son clair, et de la matité dans les autres régions. Fluctuation très-manifeste. État variqueux des veines superficielles du tronc ; oppression très-forte pendant le décubitus dorsal ; large matité à la région précordiale, battements du cœur forts, durs, précipités et à temps distincts. Point de matité des deux côtés du thorax ; râle muqueux ; langue normale ; diarrhée.

Les dimensions de l'abdomen s'accroissant avec rapidité, et la circonférence, au niveau de l'ombilic, étant de 1 mètre 42 centimètres, la ponction fut prescrite pour rendre la dyspnée moins fatigante; les parois abdominales, devenues plus souples, permirent de constater une certaine rénitence à l'épigastre et aux hypochondres. (Tisane de chiendent avec acétate de potasse; scille, 0,50; scammonée, 1,0.)

Malgré les évacuations assez copieuses qui furent provoquées, il fallut le 8 juillet répéter la ponction. Le ventre avait repris 1 mètre 22 centimètres de circonférence. De cette époque au 25, il survint une légère varioloïde. Alors l'abdomen avait 1 mètre 7 centimètres de tour, et la gêne de la respiration était extrême. On renouvela la paracenthèse. La malade fut ensuite soumise à l'usage d'un apozème hydragogue qui provoqua des selles abondantes, mais n'empêcha pas le retour de l'ascite. Le 26 août, la ponction fut encore faite et suivie d'une injection iodée. La douleur fut très-vive; le pouls devint très-petit et tomba à 52. Peu à peu, les douleurs se dissipèrent et le pouls revint à 70; la malade vécut jusqu'au 16 septembre, présentant les indices d'un affaiblissement, d'un dépérissement rapide, et de la diarrhée, en même temps que le ventre se tuméfiait.

Nécropsie. — Amaigrissement général, œdème des membres inférieurs. Poumons engoués à leur partie postérieure.

Péricarde contenant 20 à 25 grammes de sérosité; cœur à l'état normal.

Péritoine ayant une coloration grise ardoisée à sa face externe, et une teinte rouge violacée à l'intérieur. Là se trouvent des adhérences filamenteuses très-nombreuses, surtout du côté gauche, et une couche mince de caillots sanguins. Le péritoine contient encore quelques litres de sérosité rougeâtre.

Foie petit, mou et pâle. Vésicule biliaire distendue par une forte proportion de bile jaunâtre. Il s'en répand une grande quantité au moment où le canal cholédocque est divisé.

Veine-porte exactement remplie par un caillot volumineux, dense, grisâtre, fortement accolé aux parois, s'étendant du côté du foie jusque dans les principales branches, et du côté de l'abdomen dans les grosses veines, qui sont dilatées et dont les parois ont une teinte rougeâtre et plus d'épaisseur que dans l'état normal.

Intestins extrêmement injectés, en quelques endroits, d'un rouge noir, unis entre eux par des adhérences filamenteuses.

Rate volumineuse, engouée.

Les autres organes ne présentent rien à noter.

Si l'on compare actuellement les faits d'oblitération de la veine-

porte observés chez l'homme avec ceux que j'ai produits artificiel-
lement sur les animaux, il est impossible de ne pas trouver entre
eux la plus grande analogie.

En effet, chez tous, l'oblitération s'est accompagnée : 1° d'un
développement des veines sous-cutanées abdominales ; 2° d'une
diminution dans le volume du foie, plus considérable chez l'homme
que chez les animaux, parce que l'oblitération était de date plus
ancienne quand la veine-porte a été examinée ; 3° de persistance
dans la sécrétion de la bile.

Or, cette diminution dans le volume du foie n'indique-t-elle pas
d'une manière incontestable un trouble dans la nutrition, et dès
lors ne suis-je pas autorisé à considérer la veine-porte comme le
vaisseau qui fournit à cet organe les matériaux utiles à son développement. En second lieu, la persistance dans la formation
de la bile ne prouve-t-elle pas aussi que cette sécrétion continuant malgré l'oblitération de la veine-porte, c'est dans le sang
artériel qu'elle puise, comme toutes autres sécrétions, ses principaux éléments.

Quant à la présence du sucre dans le tissu du foie, aucun des
faits que je viens de rapporter n'en fait mention ; cela ne surpren-
dra personne ; d'abord, parce qu'à l'époque où la plupart ont été
observés, la fonction glycogénique n'était pas encore connue ; et en
second lieu, parce que toutes les recherches faites dans le but de
constater la présence du sucre chez les malades dont l'histoire a
été recueillie depuis la découverte de cette grande fonction, n'auraient fourni que des résultats négatifs. Ne sait-on pas, en effet,
que l'état maladif, quand il se prolonge trop, fait disparaître la
propriété qu'a le foie de produire de la matière sucrée indépen-
damment de l'alimentation.

*Les oblitérations de la veine-porte observées chez l'homme vien-
nent donc confirmer d'une manière évidente les conséquences aux-
quelles m'avaient conduit les expériences pratiquées sur les animaux.* Cette confirmation des résultats obtenus à l'aide de la
physiologie expérimentale par les faits cliniques recueillis chez
l'homme malade, me paraît avoir une importance capitale.

En effet, les vivisections avec leurs conséquences, et les applications faites à l'homme ne sont pas jugées de la même manière
par toutes les écoles. Voici comment s'exprime sur ce sujet l'il-

lustre professeur de physiologie de la Faculté de Montpellier.
(*Preuves de l'insénescence du sens intime de l'homme, etc.*, p. 223,
Lordat).

« Après tant de différences qui existent entre l'homme et les
bêtes, quelles espérances voulez-vous fonder sur des expériences
de vivisection, surtout quand il s'agit de faire la théorie des fonctions animales? Les rapports entre ces deux termes de comparai-
son, c'est-à-dire entre le dynamisme humain et le dynamisme
bestial, peuvent-ils constituer une analogie suffisante? Ces termes
sont tous deux de l'ordre métaphysique; mais, dans cet ordre,
quelle distance !

» Voilà les motifs d'après lesquels nous avons peu de confiance
dans les vivisections. — Il est possible qu'on nous dise : « Sup-
» posons que l'homme soit un animal sur lequel est entée une
» puissance intellectuelle. Faites abstraction de cette greffe, qui
» est sans doute une différence énorme ; mais enfin, le sujet sur
» lequel la greffe est plantée, est un animal comme les autres, et
» reconnaissez-y une analogie. » — Mais, Messieurs, je vous ai
assez dit combien l'élément vital de l'homme diffère des forces vi-
tales des animaux, par leurs propres lois, par leur instinct, par leur
sensibilité. Songez de plus que la force vitale humaine a été faite
pour être coadjutrice du principe de l'intelligence. Pouvons-nous
croire qu'un auxiliaire pareil soit une force vitale semblable à celles
à qui l'instinct suffit?

» Au reste, si les animaux avaient assez d'analogie avec nous
pour que leur physiologie fût semblable à la nôtre, si leur dynamisme ressemblait au dynamisme humain ; qu'il y eût chez eux
une sensibilité comme la nôtre, une intelligence de la nature de
celle des enfants, ou de la nature de celle des sauvages, que des
naturalistes prétendent avoir moins d'esprit que les singes et les
éléphants, aurions-nous pu nous résoudre à les soumettre à nos
scalpels? Si leur sensibilité était identique avec la nôtre, si la douleur causée par le couteau déterminait chez eux le tressaillement,
la terreur, la crainte du danger, la perspective de la mort, aurions-
nous jamais essayé une expérience sanglante? Nous aurions craint
de devenir fratricides, et nous les aurions traités comme nous
désirons qu'on traite les noirs. Nous avons donc peu d'attraits
pour les vivisections. Si elles étaient autorisées par l'analogie,

elles seraient féroces et criminelles; si elles peuvent être justifiées par la différence des natures, elles sont sans but et ne méritent aucune confiance. »

Je suis loin de contester les différences essentielles qui séparent l'homme des animaux. Il ne me répugne nullement d'admettre le *règne humain* de quelques anthropologistes modernes. Mais ce qui le caractérise, c'est la vie intellectuelle et morale. La première n'est pas seulement chez l'homme un développement plus grand de la vie intellectuelle des animaux; elle s'en distingue d'une manière essentielle par son activité, son but, par les résultats qu'elle réalise. La vie morale n'a pas d'analogue chez l'animal. L'existence du règne humain me paraît donc suffisamment motivée. Mais quant aux organes, envisagés soit isolément, soit dans leur ensemble, s'ils offrent chez l'homme un tout plus complet, plus harmonique, chez lui comme chez les animaux leurs fonctions sont les mêmes. Il serait facile de rappeler les théories physiologiques basées sur les vivisections qui ont été confirmées par les observations cliniques. Je me contente de faire remarquer que les faits précédents viennent à l'appui de cette opinion; et qu'enlever à la physiologie l'expérimentation sur les animaux, pour la condamner à ne s'appuyer que sur des idées purement théoriques, ce serait la priver d'un de ses plus puissants moyens d'investigation.

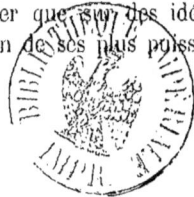

www.ingramcontent.com/pod-product-compliance
Lightning Source LLC
Chambersburg PA
CBHW050516210326
41520CB00012B/2326